Florian Ploberger

Westliche Kräuter aus Sicht der Traditionellen Chinesischen Medizin

Haftung: Alle Angaben in diesem Buch sind nach bestem wissenschaftlichen Können des Autors gemacht. Weder der Verfasser noch der Verlag können für Angaben über Dosis und Wirkung Gewähr übernehmen. Es bleibt in der alleinigen Verantwortung des Lesers, diese Angaben einer eigenen Prüfung zu unterziehen. Auf die geltenden gesetzlichen Bestimmungen wird ausdrücklich hingewiesen.

4521 Schiedlberg/Austria, Waidern 42
E-Mail: office@bacopa.at, verlag@bacopa.at
www.bacopa.at

Druck: MA-TISK
Printed in Slovenija

ISBN: 978-3-901618-67-3

7. korrigierte und überarbeitete Auflage, 2010

Florian Ploberger

Westliche Kräuter
aus Sicht der Traditionellen Chinesischen Medizin

Mit einem Vorwort von
Claude Diolosa

BACOPA VERLAG

Danksagung

Ich bedanke mich bei

… Ina und Claude Diolosa. Sie verbinden Medizin und Spiritualität auf eine grandiose Art und Weise. Claude hat mir gezeigt, wie wunderbar die Traditionelle Chinesische Medizin sein kann.

… Mag. Walter Fehlinger und seiner lieben Regina.
Unsere Zusammenarbeit funktioniert bestens.

… Dr. Andreas Höll. Sein Wissen und vor allem sein hoher moralischer Anspruch sollten uns allen ein Vorbild sein.

… meinem Lehrer in Beijing, Prof. Jia Chang.

… bei den vielen Lehrern der Universität Chengdu für ihre Bemühungen.

… Dr. Gustav Meng und seiner Frau Margit für das Korrekturlesen und ihr Vertrauen.

… Mag. Susanne Wimmer für ihre große Hilfe. Sie hat mir bei der Nomenklatur der Kräuter enorm geholfen.

… Mag. Edeltraud Pridun für ihre Beratungen über die Situation der Apotheker und ihre Begeisterungsfähigkeit.

… Judith Schilcher für das „Probelesen“, ihre Empfehlungen und ihren Enthusiasmus.

… Mag. Gwendolyn Ploberger für das Durcharbeiten der Manuskripte.

… Mag. Günter Loiskandl für seine kompetente Hilfe bei den die Botanik betreffenden Fragen.

… Dr. Ingrid Fischer-Schreiber für ihre Geduld bei den Korrekturen.

… Sieglinde Füreder für die wunderbare Grafik.

… für die unzähligen Tipps und Empfehlungen von verschiedenen Seiten.

…. Miriam Wiegele für die Korrektur der pharmazeutischen, englischen und botanischen Namen.

„Gott hat niemals eine Krankheit kommen lassen, ohne dass er nicht auch ihre Arznei in der Natur geschaffen hätte."
Theophrastus von Hohenheim, bekannt als Paracelsus (1493–1541)

Wir haben es uns zur Aufgabe gemacht, unserer einheimischen westlichen Kräuterheilkunde ein neues Gesicht zu verleihen, indem wir unsere Pflanzen nach traditionellen chinesischen Bildern klassifizieren und dadurch eine Brücke schaffen zwischen östlicher und westlicher Naturheilkunde. Wir wollten und konnten uns mit der üblichen Auflistung nutzloser Indikationsmuster ohne jeglichen Bezug zum energetischen Wesen der Pflanze nicht länger zufrieden geben.

Ich freue mich sehr darüber, dass es meinem Freund und Schüler Florian Ploberger mit seiner mühevollen Arbeit gelungen ist, für viele Bedürftige eine Quelle wichtigen Wissens zu erschließen.

Möge dieses Werk Therapeuten sowie Patienten bei ihrer Sehnsucht nach Gesundheit inspirieren und den Weg zu unserer einheimischen Kräuterheilkunde wiedereröffnen.

Dordogne, im Metall-Drachen-Jahr

Claude Diolosa, Avicenna Institut

Liebe Leserin, lieber Leser,

es erfüllt mich mit großer Freude, dass seit Erscheinen der ersten Auflage vor etwas mehr als fünf Jahren das Interesse an westlichen Kräutern - speziell in den deutschsprachigen Ländern - stark zugenommen hat. Es ist schön zu beobachten, wie wir uns im wahrsten Sinne des Wortes „an unsere eigenen Wurzeln“ erinnern.

Zu Beginn des 6. Jahrhunderts - während der Tang-Zeit - hat der berühmte chinesische Arzt Sun Simao, geboren 581 nach Christus, geschrieben: „Auf keinen Fall sollten Arzneimittel leichtsinnig eingenommen werden.“ Hiermit gibt er zu bedenken, dass jeder Teil einer Pflanze nach entsprechender Anwendung eventuell nicht nur Heilwirkungen, sondern auch Nebenwirkungen verursachen kann.

Es ist erfreulich, dass die Akzeptanz der Heilwirkung westlicher Kräuter ständig zunimmt. Immer mehr Ärzte, Pharmazeuten und Therapeuten setzen sich mit westlichen Kräutern – auch aus Sicht der TCM – auseinander. Das Wissen um korrekte Anwendung der Pflanzen wird immer größer.

Die Neuauflage dieses Buches haben wir zum Anlass genommen, das im hinteren Teil des Buches befindliche Adress-Verzeichnis zu aktualisieren; denn in den vergangenen Jahren hat sich die „TCM-Familie“ deutlich vergrößert!

Ich möchte mich an dieser Stelle herzlich bei Miriam Wiegele für das Korrekturlesen der pharmazeutischen, englischen und botanischen Namen bedanken. Weiters sei all jenen, die wesentlich zu der Entstehung dieses Buches beigetragen haben, gedankt!

Ihnen wünsche ich viel Freude und entsprechende Heilerfolge mit unseren wunderbaren, westlichen Kräutern!

Florian Ploberger
Wien, im Frühjahr des Holz-Hahn-Jahres (2005)

Die Traditionelle Chinesische Medizin (TCM) erlebt zurzeit im Westen einen ungemeinen Aufschwung. War es zu Beginn hauptsächlich die Akupunktur, die hier Verbreitung gefunden hat, so ist es nun auch die traditionelle Pharmakologie. Sie besitzt in China eine längere Tradition (3000 Jahre) und einen größeren Stellenwert als die Akupunktur. Immer mehr Ärzte kamen aus China, immer mehr Standardwerke der Chinesischen Medizin wurden übersetzt.
Die fernöstlichen Heilpflanzen können nach klassischer Syndromdiagnostik (bianzheng) und umfangreichen Anwendungsvorschriften (yingyong) eingesetzt werden. Jeder Student der chinesischen Medizin hat sowohl Einzelkräuter als auch zahlreiche Rezepturen zu lernen. Hierbei wird in China mit großer Präzision vorgegangen. Jedes Kraut ist mit Geschmack, thermischer Wirkung, Organzuordnung und spezieller Wirkung beschrieben.
In diesem Buch versuche ich, westliche Kräuter nach den Kriterien der Traditionellen Chinesischen Medizin zu beschreiben.
Es gibt einige gute Gründe, westliche Kräuter zu verwenden: Wir haben einen starken Bezug zu ihnen; sie sind uns vertraut. Sie wachsen in unseren Gärten, entsprechen uns also, sind leicht erhältlich und außerdem sind sie kostengünstig.
Viele traditionelle Rezepturen können durch westliche Kräuter ersetzt werden. Bei manchen Wirkungsgruppen wie zum Beispiel den bitter-kalten, entzündungshemmenden Kräutern (Enzian, Rhabarber, Löwenzahn, Erdrauch, Frauenmantel ...) können wir aus einem großen Repertoire schöpfen; dafür haben wir so eine Pflanze wie Ginseng, der das Yuanqi tonisiert, nicht (bzw. noch nicht) gefunden. Hier ist noch viel Forschungsarbeit zu leisten.

Zum Aufbau des Buches

Nach einigen einführenden Kapiteln über die fünf Arzneimitteleigenschaften, die Zubereitung der Kräuter, deren Dosierung, das Zusammenstellen einer Rezeptur, die Dauer der Anwendung und die acht Therapieverfahren beginnt die Auflistung der Einzelkräuter.

Bei jedem Kraut werden beschrieben:

Pharmazeutischer Name
Botanischer Name
Englischer Name
Verwendete Teile
Geschmack
Thermische Wirkung
Organzuordnung
Dosierung

Darauf folgt bei jedem Kraut eine Auflistung der Funktionen und der häufigsten Anwendungen.

Ich habe mir erlaubt, einige Pflanzen, die bei uns eigentlich nicht heimisch sind, jedoch fast in jedem Haushalt vorhanden oder leicht erhältlich sind – zum Beispiel Nelken, Zimt, Ingwer und Ginseng – mit in dieses Buch aufzunehmen. Insgesamt werden über 150 Einzelkräuter beschrieben. Abgeschlossen wird das Buch durch einen ausführlichen Index (geordnet nach chinesischen Syndromen und westlichen Begriffen), ein Glossar und eine Adressenauflistung. Wir haben versucht, das Buch kostengünstig zu gestalten und ein praktisches Arbeiten und Nachschlagen zu ermöglichen.
Ich hoffe, dass unser Buch für viele Menschen eine Bereicherung darstellt, den Ansprüchen der Leser gerecht wird und einen kleinen Beitrag zur Verbreitung der westlichen Kräuter leistet. Möge vielen Menschen durch diese Kräuter geholfen werden.

Florian Ploberger
Im Frühjahr des Metall-Drachen-Jahres (2000)

I.
EINTEILUNG DER KRÄUTER

In diesem Buch soll versucht werden, westliche Kräuter nach den Kriterien der Traditionellen Chinesischen Medizin zu beschreiben. In China hat sich in den letzten 2500 Jahren ein einfaches System der Kräuterbeschreibung entwickelt: Es werden fünf Arzneimitteleigenschaften (yaoxing) unterschieden:

Primärqualitäten:
- Die fünf Geschmacksrichtungen (wuwei)
- Die vier Temperaturausstrahlungen (siqi)
- Die Stufe der Toxizität (duxing)

Sekundärqualitäten:
- Die vier Wirkrichtungen (sheng jiang fu chen)
- Der Bezug zu den klassischen inneren Organen

Aus den Eigenschaften Geschmack, thermische Wirkung und Organzuordnung lassen sich die Wirkungen der Kräuter erklären.

1. Die fünf Geschmacksrichtungen (wuwei)

Die fünf Geschmacksrichtungen sind: sauer, bitter, süß, scharf und salzig. Im Huangdi neijing (ein klassisches Werk der Traditionellen Chinesischen Medizin, wörtlich übersetzt lautet der Titel: «Der Klassiker des Gelben Kaisers») wird ein weiterer Geschmack angeführt: der neutrale bzw. fade Geschmack. Er bezieht sich vorwiegend auf Pilze wie zum Beispiel Poria Cocos (Chin.: Fuling), die leicht diuretisch wirken.

Die Geschmacksrichtung beschreibt die Grundwirkung eines Krautes. Wichtig ist zu wissen, dass manchen Kräutern mehrere Geschmäcker zugeordnet werden.

Der **saure Geschmack** wirkt zusammenziehend, einschnürend und zusammenhaltend. Saure Kräuter werden deshalb zum Festigen des Nieren-Qi oder zum Bewahren der Säfte bei Inkontinenz (Unfähigkeit, den Harn zu halten), verwendet.
Kontraindiziert ist der saure Geschmack bei Qi-Stagnation, Muskelschwund oder Magen-Feuer.

Der **bittere Geschmack** wirkt abführend, purgierend, austrocknend, beruhigend, entzündungshemmend, blutungshemmend (bei Blut-Hitze), absenkend, toxische Hitze ausleitend und durchblutungsfördernd. Bittere Kräuter werden bei eitrigen Entzündungen, Insomnia (Schlaflosigkeit), Hepatitis (Entzündung der Leber), Herpes zoster (Gürtelrose), Ekzeme (Entzündungen der Haut), Obstipation (Verstopfung), PMS (Prämenstruelles Syndrom: Schmerzen vor der Monatsblutung) und Dysmenorrhoe (Schmerzen zur Zeit der Monatsblutung) verwendet.
TIPP: Empfehlenswert ist es, bittere Kräuter am Vormittag einzunehmen. Diese Zeit entspricht dem Holzelement. Abends würden sie die Milz zu sehr verletzen, der Patient muss möglicherweise in der Nacht Wasser lassen.
Interessant ist, dass in unserer westlichen Kräutermedizintradition bittere Kräuter als Toniks verwendet wurden, während in China davon ausgegangen wird, dass die bitteren Kräuter entgiftend, entzündungshemmend und ableitend sind. Als Erklärung könnte dienen, dass die bitteren Kräuter in geringer Dosierung (1–3 Gramm) das Qi in Bewegung bringen, außerdem eliminieren sie Feuchtigkeit aus dem Körper, wodurch sich der Patient besser fühlt.
Kontraindiziert ist der bittere Geschmack bei Jinye (Körpersäfte)-Mangel, Blut-Mangel und Gewichtsverlust.

Der **süße Geschmack** wirkt befeuchtend, stärkend, entspannend, beruhigend, harmonisierend und kühlend im Yangming (Magen und Dickdarm) und Qifen. Süße Kräuter werden bei Schwächezuständen, Säftemangel (wie zum Beispiel trockener Haut und Husten), bei Spasmen (Krämpfe), Schmerzen und hohem Fieber verwendet.
Kontraindiziert ist der süße Geschmack bei Adipositas (Übergewicht), Schleim- und Feuchtigkeits-Erkrankungen.

Der **scharfe Geschmack** wirkt zerstreuend, wärmend, bahnbrechend. Er wird verwendet bei Infekten, Myomen, Rheuma usw. Wichtig ist zu wissen, dass es nur wenige scharf-kühlende Kräuter wie zum Beispiel Pfefferminze oder Lindenblüten gibt.
Kontraindiziert ist der scharfe Geschmack bei Spasmen (Krämpfe), Qi-Mangel, Sehstörungen und Vertigo (Drehschwindel).

Der **salzige Geschmack** nährt das Yin, senkt das Yang ab und wirkt aufweichend. Salzige Kräuter werden verwendet bei Vertigo (Drehschwindel), Konjunctivitis (Bindehautentzündung), Tinnitus (Ohrensausen), Obstipation (Verstopfung), im Wechsel, Lymphknotenschwellungen, Knoten in der Schilddrüse, Hitzewallungen ... Für das Verständnis ist Folgendes wichtig: Manche behaupten, der salzige Geschmack wirke austrocknend; andere wiederum behaupten, er wirke befeuchtend. Beide haben Recht! Man muss sich nur die Wirkung von Glaubersalz vor Augen halten. Im Darm wirkt Glaubersalz befeuchtend und trocknet damit den restlichen Körper.
Kontraindiziert ist der salzige Geschmack bei Hypertonie (hoher Blutdruck).

Der **fade Geschmack** wirkt beruhigend, entschleimend auf die Herzkanäle, harntreibend und regt die Wasserzirkulation an. Fade Kräuter werden verwendet bei Ödeme (Wasseransammlungen), Aszitis (Flüssigkeitsansammlung im Bauchraum), Verwirrung und Depressionen.

Die Fünf Wandlungsphasen

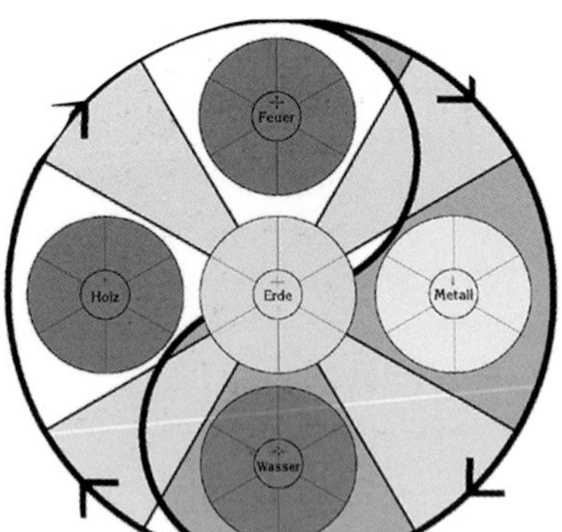

Tabelle der fünf Geschmäcker

Sauer	Bitter	Süß	Scharf	Salzig	Fad
Zusammenziehend	Abführend	Befeuchtend	Zerstreuend	Nährt das Yin	Beruhigend
Einschnürend	Purgierend	Stärkend	Erwärmend	Senkt das Yang ab	Entschleimend
Zusammenhaltend	Austrocknend	Entspannend	Bahnbrechend	Aufweichend	Harntreibend
	Toxische Hitze ausleitend	Beruhigend			
	Entzündungs-hemmend	Harmonisierend			
	Blutungs-hemmend	Kühlend			
	Absenkend				

Jeder Geschmack kann sich auch negativ auf den Körper auswirken.

So steht im Huangdi neijing (Klassiker des Gelben Kaisers):

> Zu viel saurer Geschmack verletzt Leber und Sehnen.
> Zu viel bitterer Geschmack verletzt Herz und Blut.
> Zu viel süßer Geschmack verletzt Milz und Fleisch.
> Zu viel scharfer Geschmack verletzt Lunge und Haut.
> Zu viel salziger Geschmack verletzt Nieren und Knochen.

2. Die vier Temperaturausstrahlungen (siqi)

Die Temperaturauswirkung der Kräuter wird – wie auch die der Nahrungsmittel – einerseits nach dem subjektiven Empfinden, andererseits nach objektiven Kriterien wie Atemfrequenz, Pulsdiagnostik oder einer Hyperämie in gewissen Körperstellen beurteilt.

Ursprünglich wurden vier thermische Wirkungen unterschieden: heiß, warm, kühl und kalt. Dazu kam mit der Zeit noch der Begriff der thermisch neutralen Wirkungen. Später wurden zusätzliche Zwischenstufen wie zum Beispiel leicht warm, sehr heiß usw. eingeführt.

Vereinfacht gesagt gilt, dass man bei Hitzeerkrankungen kühlende oder kalte Kräuter verschreiben sollte, bei Kälteerkrankungen warme.

Bei Hitzeerkrankungen ist dem Patienten heiß, er verträgt Hitze nicht, schwitzt stark, der Harn ist konzentriert und übel riechend, die Zunge ist rot und der Puls schnell (1:6 oder mehr).

Bei Kälteerkrankungen friert der Patient, er liebt die Wärme, der Harn ist hell, der Stuhl weich, die Zunge blass, der Zungenbelag weiß und der Puls langsam (1:4 oder weniger).

Dies bedeutet jedoch nicht, dass es ein Fehler wäre, Kräuter verschiedener Temperaturwirkung miteinander zu kombinieren. Speziell bei komplizierten Krankheitsbildern ist es oft notwendig, Kräuter verschiedener Temperaturwirkungen zusammenzumischen. So kann ein Patient zum Beispiel oben Hitze und unten Kälte haben. Ein weiteres Beispiel wäre eine Hitzeerkrankung an der Oberfläche. Hier werden kühlende Kräuter in Kombination mit scharf-warmen Kräutern wie zum Beispiel Zimtzweigen verwendet, die eine aufsteigende und zerstreuende Wirkung haben und damit die Rezeptur an die Oberfläche des Körpers bringen.

WIE WIRKEN DIE VIER TEMPERATURAUSSTRAHLUNGEN?

Heiße Kräuter wie zum Beispiel Pfeffer, Ingwer und Zimt wirken erwärmend, schmerzstillend und helfen beim Ausbruch von Infektionserkrankungen.

Warme Kräuter wie zum Beispiel Kardamom und Mandarinenschalen tonisieren, wirken aromatisch und karminativ.
Kühle Kräuter vertreiben Wind-Hitze, nähren das Yin und wirken beruhigend.
Kalte Kräuter wie zum Beispiel Enzianwurzel, Rhabarberwurzel, Löwenzahn oder Tausendguldenkraut leiten die Hitze aus, wirken abführend, absenkend, entgiftend und entzündungshemmend.
Noch ein Wort zu den bitter-kalten Kräutern: Bei dieser Gruppe von Kräutern haben wir im Westen eine vielfältiges Angebot: Enzianwurzel, Rhabarberwurzel, Löwenzahn und Tausendguldenkraut sind nur eine sehr kleine Auswahl davon. Bei Erkrankungen mit Feuchte-Hitze kann man wunderbar auf die chinesischen bitter-kalten Kräuter wie Coptitis rhizoma / Huanglian, Scutellaria radix / Huangqin usw. verzichten und sie durch westliche Kräuter ersetzen.

Außerdem kann man unsere Kräuter noch weiter aufteilen in Kräuter, die auf den Mittleren Erwärmen (ME) wirken:

Gänsefingerkraut
Tausendguldenkraut
Klettenwurzel
Salbei
Stiefmütterchen
Schafgarbe
Wermut
Echter Ehrenpreis

... und in Kräuter, die auf den Unteren Erwärmen (UE) wirken:

Birkenblätter und Rinde
Mariendistel
Löwenzahn
Enzian
Erdrauch
Goldrute
Löwenzahn
Teufelskralle

3. Die Stufe der Toxizität (duxing)

Der Begriff der Toxizität ist in China ein völlig anderer als bei uns im Westen. Dieser aus der chinesischen Pharmakologie entnommene Begriff lässt sich nicht einfach in unser naturwissenschaftliches Denken übertragen. Die Chinesen verstehen es, durch verschiedene Arten der Präparierung aus giftigen Rohdrogen ein nebenwirkungsarmes Kraut zu machen. Eine bekannte Methode ist das Rösten mit Ingwersaft.

TIPP: Falls man einen Tee, der viele bittere Kräuter enthält, vom Magen her nicht gut verträgt, sollte man vorher eine Ingwerwurzel kauen!

Wie bei den chinesischen Kräutern gibt es auch bei uns giftige Kräuter, die nur von erfahrenen Therapeuten verwendet werden sollten. Auch in diesem Buch werden giftige Pflanzen wie Schöllkraut, Maiglöckchen usw. behandelt. Jeder muss entscheiden, wie viel er verantworten kann.

4. Die vier Wirkrichtungen (sheng jiang fu chen)

Es werden vier Wirkrichtungen beschrieben:

aufsteigend – sheng
fallend – jiang
zerstreuend – fu
zusammenziehend – chen

In der Chinesischen Medizin geht man davon aus, dass alles einem Umwandlungsprozess unterliegt. Diese Vorstellung findet man im System des Yin-Yang, aber auch im System der Fünf Elemente. So werden die Phasen aufsteigend, zerstreuend, fallend und zusammenziehend durchlaufen.

Aufsteigend bedeutet nach oben gerichtet und entspricht der Holzphase im Frühjahr. Dies könnte man sich wie eine Pflanze vorstellen, die im Frühjahr zu wachsen beginnt. Aufsteigende Kräuter heben das Yang und das Qi, lösen Nausea (Brechreiz) aus und erwekken aus einer Ohnmacht. Anwendungsbeispiele wären Diarrhoe (Durchfall), Uterusprolaps (Gebärmuttervorfall, Gebärmuttersenkung), Gastroptose (Magensenkung) und Vertigo (Drehschwindel).

Zerstreuend deutet neben der nach oben gerichteten Bewegung auf eine nach außen gerichtete Bewegung hin und entspricht der Feuerphase im Sommer. Zerstreuende Kräuter machen die Oberfläche frei, sind schweißtreibend, regen das Weiqi (dem westlichen Medizinsystem entprechend) an und beleben das Taiyang. Anwendungsbeispiele sind Erkältungen und Dermatosen (Hauterkrankungen).

Fallend bedeutet nach unten gerichtet und entspricht der Metallphase im Herbst. Fallende Kräuter wirken abführend, antiemetisch und harntreibend und senken aufsteigendes Yang und Lungen-Qi ab. Dementsprechend wurde übrigens ursprünglich Kaffee verwendet: als Antiasthmatikum auf Grund seiner absteigenden Wirkung. Weitere Anwendungsgebiete sind Migräne (anfallsweise, seitliche Kopfschmerzen), Cephalea (Kopfschmerzen), Hypertonie (hoher Blutdruck) und Nausea (Brechreiz).

Zusammenziehend entspricht dem Wasserelement im Winter. Die Bewegungsrichtung ist nach unten und nach innen gerichtet. Zusammenziehende Kräuter wirken befestigend, bewahrend, beschützend, die Schweißbildung hemmend und Hitze beseitigend. Verwenden kann man diese Kräuter bei Inkontinenz (Unfähigkeit, den Harn zu halten), Diarrhoe (Durchfall), zu starkem Schwitzen oder Bandscheibenvorfällen.

Dem Erdelement ist keine Wirkrichtung zugeordnet.

Tabelle

Aufsteigend ↑	Zerstreuend ✥	Fallend ↓	Zusammenziehend
Das Yang hebend	Oberfläche öffnend	Diuretisch	Befestigend
Das Qi hebend	Weiqi anregend	Abführend	Bewahrend
Brechreiz auslösend	Taiyang belebend	Yang absenkend	Festhaltend
Aus Ohnmacht weckend	Schweißtreibend	Lungen-Qi absenkend	Schweißbildung hemmend
	Kälte zerstreuend	Antiemetisch	Hitze klärend

EIN BEISPIEL

Der berühmte Arzt Zhang Zhongjing beschreibt in seinem Werk Shanghan lun sehr detailliert den Verlauf eines Infektes, der durch Wind-Kälte verursacht wird.

So empfiehlt er im Taiyang-Stadium, das durch einen Infekt gekennzeichnet ist, der in der äußersten Schichte sitzt (der Patient hat Schüttelfrost, Gelenksschmerzen, Kälteabneigung, die Zunge ist noch dünn weiß belegt, der Puls ist oberflächlich und gespannt), die Rezeptur Guizhitang.

Diese Rezeptur enthält:

Cinnamomi ramulus	Guizhi
Zingiberis rhizoma	Shengjiang
Paeonia Alba radix	Baishaoyao
Glycyrrhizae radix	Gancao
Ziziphus Jujubae fructus	Dazao

Die scharf-warmen Kräuter Zimt und Ingwer, die eine nach außen gerichtete Wirkrichtung haben, sollen den Pathogenen Erreger vertreiben und so verhindern, dass sich der Infekt im Körper ausbreitet.

Zusätzlich gibt Zhang Zhongjing die Empfehlung, einen Haferbrei mit Schalotten (ebenfalls scharf-warm) zu essen und sich dann ins Bett zu legen und bis zur Nasenspitze zuzudecken. Nun soll der Patient schwitzen.

Die Stärke der Rezeptur zeigt sich in den weiteren Kräutern. Durch Zufügen von Datteln und Süßholz stärkt Zhang Zhongjing die Mitte und beugt so einer Verletzung von Milz und Magen vor.

Eine weitere Anmerkung: Der bei uns häufig verwendete Lindenblütentee (Lindenblüten sind scharf-kühlend) sollte aus Sicht der TCM eingesetzt werden, wenn der Patient bereits schwitzt bzw. hoch fiebert!

In den klassischen Texten wird beschrieben, dass sich die Wirkrichtung in Abhängigkeit von Temperatur, Geschmack, Gewicht und Zubereitung der Kräuter ändert. Der Zubereitung der Kräuter ist in diesem Buch ein eigenes Kapitel gewidmet (siehe Seite 20).

Kräuter mit scharfen, süßen, warmen und heißen Eigenschaften

haben meistens eine aufsteigende und zerstreuende Wirkrichtung, während saure, bittere, salzige, kühle und kalte Kräuter eine fallende oder zusammenziehende Wirkrichtung haben.
Weiters haben verschiedene Pflanzenbestandteile auch verschiedene Wirkrichtungen. So haben Blüten und Blätter vorwiegend eine aufsteigende, Samen und Früchte vorwiegend eine fallende Wirkung.

5. Der Bezug zu den klassischen inneren Organen

Dieses System hat sich in China erst im Lauf der Zeit entwickelt und wurde um das Jahr 1000 vollendet.
Es werden bei Kräutern also nicht nur Geschmack, thermische Wirkung und Wirkrichtung beschrieben, sondern auch deren Leitbahnbezug. Die Leitbahnen (jingmai) stehen hier stellvertretend für die inneren Organe (zangfu). Manche Kräuter haben einen sehr starken Bezug zu einem Organ.
Unter „Botenkräutern" versteht man Kräuter, die die Fähigkeit haben, die Wirkung anderer Kräuter zu einem bestimmten inneren Organ oder in eine Körperregion zu leiten. Tatsächlich haben Kräuter nicht nur einen Bezug zu einem bestimmten Organ, können also nicht nur für ein bestimmtes Organ verwendet werden, sondern immer zu Syndromen, da die Chinesische Medizin Funktionskreise, die sich auf weitere Elemente auswirken, behandelt.

EIN BEISPIEL
Bei der Diagnose „Leber-Qi attackiert den Magen", d. h. Holz greift die Erde an, könnte man dem Patienten Pfefferminze (Mentha herba) verschreiben. Hier leidet der Patient unter Anspannung, Völlegefühl, manchmal sogar unter Schmerzen im Verdauungstrakt. Die Anspannung und Aggression, die nicht gelebte Kreativität schlagen diesem Patienten auf den Magen. Oft sind dies auch Patienten, die krampfhaft, aber erfolglos versuchen, abzunehmen. Bei der Pulsdiagnostik finden wir am rechten Arm in der Magenregion einen

gespannten Puls (xian), der normalerweise der Leber zugeordnet ist. Pfefferminze hat die Gabe, Leber-Qi zu bewegen und Stagnationen im Mittleren Erwärmer aufzulösen.
Pfefferminze ist ein oft unterschätztes Kraut. Es eignet sich auch hervorragend dazu, den Geschmack eines Dekoktes zu verbessern: 3 Gramm Mentha herba dazumischen und der Geschmack ist viel angenehmer!

II.
ZUBEREITUNG DER KRÄUTER

1. Dekokt

Die in der TCM am häufigsten verwendete Form ist ein Dekokt, auf Chinesisch Tang (Suppe). Dabei werden die Kräuter in einem Tontopf ohne Deckel erst eingeweicht und dann gekocht. Dieses Verfahren eignet sich sich speziell für Wurzeln, Rinden, Samen und Zweige, also für eher schwere und harte Bestandteile.
Da es das Ziel eines chinesischen Arztes ist, jeden Patienten individuell zu behandeln, eignen sich die Dekokte hervorragend, denn die Kräuter lassen sich schnell variieren.
Außerdem werden Dekokte leicht absorbiert und man braucht keine Spezialgeräte für die Herstellung.

Wie werden die Kräuter gekocht?

Die besten Töpfe sind aus Ton, Porzellan oder Email; Aluminiumtöpfe sollten nicht verwendet werden.
Man gibt die Tagesdosis an Kräutern in den Topf, fügt Wasser bei und lässt die Kräuter 30–60 Minuten stehen. Das Wasser sollte die Kräuter bedecken. In China ist es üblich, den Dekokt sehr konzentriert herzustellen. Je mehr Wasser man dazugibt, desto mehr muss der Patient trinken.
Die Apotheken im deutschsprachigen Raum reduzieren die Flüssigkeit auf eine Tagesdosis von 70–90 ml, die der Patient mit warmen Wasser 1:1 verdünnen soll. Empfehlenswert ist es, die Tagesdosis auf drei Portionen aufzuteilen.

Zurück zum Kochen. Normalerweise – speziell aber bei aromatischen Kräutern – wird der Dekokt bei großer Hitze zum Kochen gebracht. Danach reduziert man die Temperatur und lässt den Dekokt bei kleiner Hitze vor sich hinköcheln.
Tonisierende und nährende Kräuter werden lange und bei eher hoher Temperatur gekocht, damit die Inhaltsstoffe gut extrahiert werden. Manche Kräuter verlangen eine Spezialbehandlung.

A. Längeres Kochen der Kräuter
Manche Kräuter, wie zum Beispiel Akonit (Fuzi), sollten länger gekocht werden. Dies betrifft auch die in der Chinesischen Medizin verwendeten Mineralien.

B. Kräuter erst später mitkochen
Dies betrifft einerseits Blüten und Blätter, andererseits Kräuter mit aromatischen Inhaltsstoffen, die sonst zerstört würden. So gibt man Pfefferminze, Lindenblüten, Kardamom, Mandarinenschalen, aber auch Rhabarberwurzel, so gewünscht, erst am Schluss in den Dekokt.

C. Kochen in einem Stoffsäckchen
Kräuter, die den Rachen reizen würden, werden gekocht, indem man sie in einem kleinen Säckchen mit den anderen Kräutern mitkocht. Dies ist zum Beispiel bei Inulae flos und Plantaginis semen der Fall. Man kann diese Kräuter auch erst alleine kochen und in diesem Dekokt dann die anderen Kräuter kochen.

D. Separates Kochen
Wertvolle Kräuter wie zum Beispiel Ginseng sollten in einem Extragefäß gekocht und erst am Schluss mit den restlichen Kräutern gemischt werden.
Die meisten Dekokte, speziell Toniks, werden zwei Mal, manche sogar noch öfter ausgekocht, um zu gewärleisten, dass auch tatsächlich der Großteil der Inhaltsstoffe extrahiert wird.
Eine allgemeine Empfehlung ist, den Dekokt zwei Stunden nach einer Mahlzeit einzunehmen. Natürlich gibt es Ausnahmen, wie zum Beispiel Dekokte für akute Symptome.

2. Tee (Aufguss, cha)

Hier werden die Kräuter aufgebrüht. Diese Methode eignet sich für Blüten und Blätter. Der Cha hat, vor allem wenn er warm getrunken wird, eine zerstreuende Wirkung, öffnet die Oberfläche und verteilt das Qi. Oberflächliche Erkrankungen, Beschwerden durch äußere Wind-Hitze oder äußere Wind-Kälte können so behandelt werden.

3. Mazerat (jian)

Beim Mazerat werden die Kräuter 30 Minuten in kaltem Wasser eingelegt, bis die Flüssigkeit von den Kräutern aufgesaugt ist. Danach wird die Flüssigkeit ausgepresst, gefiltert und getrunken. Dieses Verfahren kann alleine verwendet werden. Die Inhaltsstoffe werden dadurch von der Hitze nicht zerstört.

4. In Öl eingelegt

Zahlreiche Kräuter können in Öl eingelegt werden. Diese Methode hat sich vor allem in Europa entwickelt (in China wurden die Kräuter geröstet) und empfiehlt sich, wenn man die Kräuter äußerlich anwenden will. Durch die Ölbasis lassen sich die Kräuter leicht einmassieren. Kräuter, die häufig in Öl eingelegt werden, sind zum Beispiel Johanniskraut, Arnika oder Beinwell.

Man benötigt dazu ein vorzugsweise dunkles Glas und Zeit. Allgemein gilt: Je länger die Kräuter im Öl liegen, desto besser.

Oft werden die Kräuter vorher gemahlen und danach bei kleiner Temperatur leicht erwärmt, denn dadurch werden die Inhaltsstoffe noch besser extrahiert.

Nachdem man das Öl durch einen Filter hat laufen lassen, bekommt man ein stark wirksames Öl.

5. In Alkohol eingelegt

Hier werden die Kräuter in Alkohol eingelegt. Der Alkohol kann danach entweder äußerlich angewendet oder getrunken werden.

Für die äußere Anwendung empfiehlt sich ein maximaler Alkoholgehalt von 38 Prozent. (In China werden 40–50 prozentige Alkohole verwendet.) Ein höherprozentiger Alkohol würde die Haut reizen.
Im Normalfall werden die Kräuter drei Wochen lang eingelegt. Je kleiner und feiner die Bestandteile sind, desto schneller kann man den Alkohol verwenden. Der Vorgang lässt sich also durch das Zerkleinern der Kräuter beschleunigen. Je mehr Kräuter sich im Alkohol befinden, desto stärker die Wirkung.

EIN BEISPIEL
Ein Enzianschnaps besteht aus dem Alkohol (dieser ist scharf-warm und hat eine nach oben gerichtete Wirkrichtung) und der Pflanze (diese ist bitter-kalt und hat eine nach unten gerichtete Wirkrichtung). Durch das Zusammenspiel dieser zwei Richtungen liegt der Hauptwirkbereich genau in der Mitte, also im Verdauungstrakt. Deswegen kann Enzianschnaps bei Lebensmittel–Stagnationen, nach zu üppigem Essen etc. eingenommen werden!

III.
ZUSAMMENSTELLUNG EINER REZEPTUR

Wie in den traditionellen Texten beschrieben, besitzen die Kräuter einer Rezeptur folgende Eigenschaften:

- Kaiserkraut
- Ministerkraut
- Offiziers-/Polizeikraut
- Botschaftskraut

Dazu eine Erklärung: Das Kaiserkraut besitzt die entscheidende Heilqualität und weist oft die höchste Grammzahl auf. Oft sind in China die Rezepturen nach dem Namen des Kaiserkrautes benannt worden (siehe Guizhitang).
Das Ministerkraut unterstützt und begleitet das Kaiserkraut in seinen therapeutischen Aufgaben.
Die unerwünschten Wirkungen eines Krautes, egal ob thermisch oder meridianbezogen, werden von dem Offizierskraut neutralisiert bzw. verbessert.
Die energetische Bewegung und Richtung der Rezeptur wird durch das Botschaftskraut bestimmt. Dieses kann durch bestimmte Zubereitungsverfahren und Geschmacksrichtungen ersetzt werden. Es gibt natürlich auch Rezepturen, die nur zwei, drei oder vier Komponenten aufweisen.

EIN BEISPIEL
Bei der bereits erwähnten Rezeptur Guizhitang sieht dies folgendermaßen aus:
Das scharf-warme Kraut Cinnamomi Cassiae ramulus / Guizhi vertreibt äußere Wind-Kälte aus der Muskelschicht. Die Zimtzweige – das Kaiserkraut – sind kombiniert mit dem Ministerkraut Paeonia Lactiflorae radix / Baishao, welches das Yin stärkt.

Gemeinsam unterstützen diese Kräuter das Weiqi darin, einen Pathogenen Erreger zu vertreiben, ohne den Körper zu schwächen.
Das Offizierskraut Zingiberis Officinalis rhizoma / Shengjiang hilft dem Kaiserkraut, die Oberfläche zu klären. Zusätzlich wirkt es gegen Brechreiz und Erbrechen.
Das zweite Offizierskraut Ziziphus jujubae fructus / Dazao hilft, Qi und Blut zu nähren. So wirken diese Kräuter auf die Milz und auch auf das Weiqi. Ziziphus jujubae fructus / Dazao hilft dem in Honig gerösteten Süßholz Glycyrrhizae radix / Gancao, den Mittleren Erwärmer zu tonisieren und die Wirkung der anderen Kräuter zu harmonisieren. Süßholz ist das Botschaftskraut.
Diese Rezeptur stärkt damit elegant den Mittleren Erwärmer, während sie die Oberfläche klärt.

In China ist es üblich, dass ein Arzt viel mehr Möglichkeiten mit einer Rezeptur hat, da er die einzelnen Kräuter durch verschiedene Zubereitungsverfahren zusätzlich variieren kann. In immer mehr europäischen Apotheken sind chinesische und westliche Kräuter erhältlich, und oft beschäftigen sich die Apotheker auch eingehend mit ihren Kräutern. Doch dieses System hat sich bei uns leider noch nicht durchgesetzt.

Die Botschaftszubereitungen

Die in der nachfolgenden Tabelle angeführten Zubereitungsverfahren ermöglichen es, die Kräuter noch effizienter einzusetzen.
So kann man zum Beispiel Kräuter, die für gynäkologische Probleme verwendet werden, vor dem Kochen mit Essig zubereiten. Dadurch bekommen sie einen stärkeren Holzbezug, und die Durchblutung wird gefördert.
Bei trockenem Husten könnte man Kräuter wie Lungenkraut und Eibischwurzel mit Honig kandieren und sie dadurch noch nährender machen.
Fügt man die Kräuter einer flüssigen Reissuppe bei – sie hat einen Bezug zur Milz –, so werden die Kräuter bekömmlicher, leichter ver-

wertbar und auch nährender. Dieses Verfahren empfiehlt sich bei sehr schwachen, ausgezehrten Patienten, die sonst die Kräuter nicht vertragen würden. Auch für Kleinkinder ist diese Methode empfehlenswert.

WIE WERDEN DIE KRÄUTER ZUBEREITET?

Wenn die Kräuter mit Honig, Essig, Salz, Ingwersaft usw. zubereitet werden sollen, benötigt man einen Wok, einen Raum, der sich gut lüften lässt, und 15 Minuten Zeit.
Zu Beginn wird der Wok erhitzt. Wenn er wirklich heiß ist, werden entweder Honig, Salzwasser, Essig oder frischer Ingwer in den Wok gegeben.
Das Salzwasser und der Essig verdampfen sehr rasch, beim Honig und Zucker muss kurz gewartet werden, bis dieser leicht karamellisiert ist. Nun werden auch die Kräuter in den Wok gegeben und geschwenkt (Blätter nur sehr kurz, Wurzeln, bis sie leicht bräunlich werden), zum Abkühlen in eine Schüssel gegeben und danach in Gläsern luftdicht aufbewahrt. So halten sich die Kräuter relativ lange. Dunkle Gläser sind vorzuziehen. Weiters ist es empfehlenswert, die Kräuter in kühlen, trockenen Räumen aufzubewahren.
Diese Prozedur wird am besten im Freien, auf einer Terasse oder Ähnlichem gemacht, da die Geruchsentwicklung enorm ist.
Dazu noch eine Bemerkung: In China war es üblich, die Kräuter vor dem Anrösten längere Zeit in Salz- oder Essigwasser einzuweichen und sie dann im Wok zuzubereiten.

Weitere Methoden bitte der Tabelle entnehmen!

Geschmack	Zubereitung	Energetische Wirkung
Bitter / Feuer	• Verbrennen • Verkohlen • Anrösten • Mit Gallenflüssigkeit von Rind oder Schwein zubereiten • Räuchern	• Wirkt auf die Feuer-Organe Herz, Gallenblase, Sanjiao, Kreislauf und Dünndarm • Wirkt hämostatisch • Senkt das Yang ab • Leitet Hitze aus • Diuretisch • Beruhigend
Süß / Erde	• Mit Honig und Zucker • Die Kräuter werden kandiert oder mit Sirup vermischt • Die Kräuter werden mit flüssiger Reissuppe eingenommen • Die Kräuter werden in Öl eingelegt	• Wirkt auf Milz und Magen • Tonisiert das Qi • Beruhigt • Harmonisiert • Nährt Blut und Yang • Löst Leber-Qi-Stagnationen auf
Scharf / Metall	• Die Kräuter in Alkohol einlegen oder mit Alkohol einnehmen • Mit Ingwersaft zubereiten	• Verteilt das Weiqi an der Oberfläche • Wirkt auf die Lunge und Oberen Erwärmer • Mit Ingwer: Hilft zu entschleimen und die Verträglichkeit von fetten Kräutern zu verbessern.
Salzig / Wasser	• In Salzwasser eingelegt • Pökeln • Mit Schweinefleisch kochen • Einfrieren und • Gefriertrocknen	• Löst eine absteigende Bewegung aus • Nährt das Yin • Aufweichend • Die Nieren-Funktion wird angeregt
Sauer / Holz	• Mit Essig zubereiten • Einen natürlichen Gärungsprozess einleiten	• Die Durchblutung wird gefördert • Leber und Kreislauf (Jueyin) wird angeregt

IV. DOSIERUNG

In diesem Buch finden Sie zu jedem Kraut eine Dosierung angegeben, die der Grammanzahl pro Tag und Kraut entspricht. Absichtlich habe ich immer einen Dosierungsbereich angegeben, wobei die niedrigere Zahl einer vorsichtigen, milden Dosierung und die höhere Zahl einer eher großen Tagesdosis entspricht,

Die richtige Dosierung der Kräuter ist eine der größten Künste der Chinesen. Traditionell wurde die Dosierung in den Werken über Rezepturen besprochen und war nicht Inhalt einer Materia Medica, weil viele Ärzte der Meinung waren, die Dosierung bestimmter Substanzen sei zu komplex, als dass man einen generellen Standard definieren könne.

Trotzdem ein Versuch, ein paar generelle Richtlinien zu definieren. (Hier fehlen uns im Westen einfach 3000 Jahre Erfahrung – dementsprechend viel ist noch zu tun!)

Die normale Tagesdosis der meisten (nicht toxischen) Kräuter beträgt 3–6 Gramm. Es ist empfehlenswert, anfangs, solange noch die Erfahrung fehlt, mit einer geringen Dosis zu beginnen und mit wachsender Erfahrung die Dosis langsam zu steigern. Eine Richtlinie der Chinesischen Medizin lautet: Keine Versuche an Patienten! Jeder ist aufgerufen, seinem Wissen und Gewissen nach zu dosieren. (In China werden normalerweise 10 bis 15 Gramm pro Kraut verschrieben.)

Harte, schwere Substanzen werden höher dosiert, wärend leicht toxische und stark aromatische Kräuter niedriger dosiert werden. Deswegen werden Wurzeln, Wurzelstöcke, Früchte und Rinden eher höher dosiert, Blüten und Blätter eher niedriger. Die Dosierung ist normalerweise bei innerer Anwendung niedriger als bei äußerer. Wenn ein Kraut einzeln verwendet wird, ist es höher zu dosieren, als wenn es mit anderen gemischt wird.

Außerdem spielen das Alter der Patienten und die Schwere der Erkrankungen eine Rolle: Alte, schwache oder sehr junge Patienten sollten geringere Mengen verschrieben bekommen. Hier ist die Stärke des Magen-Qi von Bedeutung. Dieses ist für die Absorbierung und das Vertragen der Kräuter zuständig. Bei Patienten mit schwachem Magen-Qi sollte man nicht zu hoch dosieren. Oft empfiehlt sich hier, wie bereits erwähnt, die Kräuter in der Reissuppe einzunehmen.

Bei Kindern geht man folgendermaßen vor:
Die Dosierung orientiert sich am Alter des Patienten: Bei Kindern unter sechs Jahren werden 1/4 bis 1/3 der Erwachsenendosis verschrieben. Bei sechs- bis zwölfjährigen Kindern wird die Hälfte der normalen Dosis verschrieben und bei Kindern über zwölf Jahren die Erwachsenendosis.

EIN BEISPIEL

Hier ein paar Tipps für die Behandlung kleiner Kinder:
1. Dosis anpassen.
2. Süße Kräuter wie Süßholz und Datteln sowie Honig in die Rezeptur geben.
3. Die Kinder sollen den Dekokt gemischt mit ihrem Lieblingsgetränk (Apfelsaft, Karottensaft) trinken.
4. Empfehlenswert ist es auch, eine Spur höher zu dosieren als eigentlich notwendig, dann ist es kein Problem, wenn nicht alles getrunken wird.
5. Oft ist es hilfreich, Kindern die Kräuter zu zeigen und sie beim Kochen mithelfen zu lassen.

Bei akuten Erkrankungen wie beispielsweise Erkältungen und Blasenentzündungen sollten hohe Dosierungen (6–12 Gramm), bei chronischen Erkrankungen wie Rheuma niedrige Dosierungen (2–3 Gramm) verwendet werden.
Es ist wichtig, auf die Jahreszeiten zu achten, um Nebenwirkungen zu vermeiden. So sind im Sommer scharf-heiße Kräuter wie Zimtrinde, Nelken und Ingwer nur mit Vorsicht zu verwenden. Das Gleiche gilt im Winter für bitter-kalte Kräutern wie Teufelskralle, Löwenzahn und Algen.

V.
DAUER DER ANWENDUNG

Was die Dauer der Anwendung betrifft, so hängt diese von der Diagnose ab. Die Kräuter können und sollen so lange gegeben werden, wie der zu behandelne energetische Zustand besteht.

EIN BEISPIEL

Ein Patient mit Akne im Gesichtsbereich schwitzt stark, der Schweiß ist übel riechend (wie auch der Stuhl), er hat einen starken Appetit und Durst. Der Harn ist gelblich und der Patient liebt Süßes und Scharfes. Er könnte sich nach eigenen Angaben von Rumkugeln ernähren. Der Zungenkörper ist rötlich mit einem gelben Belag. Der Puls ist schnell, gleitend und voll.

Diagnose: Feuchte-Hitze im Yangming (Magen und Dickdarm)

Therapie: Mit bitter-kalten Kräutern wird die Feuchte-Hitze ausgeleitet.

Man könnte folgende Kräuter verschreiben:

Fumaria herba 3 Gramm
Chrysanthemi flos 3 Gramm
Viola herba 3 Gramm
Taraxaci herba 3 Gramm

Wie lange? So lange der Patient noch Feuchte-Hitze hat!

Um dies festzustellen, empfehlen sich drei Fragen:

1. Wie steht es mit dem Appetit?
2. Haben Sie Durchfall?
3. Besteht noch ein gelber Zungenbelag?

Solange der Patient noch einen guten Appetit, noch keinen Durchfall hat und noch einen gelben Zungenbelag besitzt, besteht noch genug Hitze im Körper und er kann die wirklich kalte Rezeptur noch weiter einnehmen.

Die Grundlage der Therapie ist also eine genaue Diagnostik!

VI.
DIE ACHT THERAPIEVERFAHREN

1. Die schweißtreibende Methode (hanfa)

Diese wird verwendet, um Pathogene Erreger zu vertreiben. Der Infekt sollte sich noch an der Oberfläche, sprich im Taiyang-Stadium des Shanghan lun bzw. Weifen des Wenbing lun, befinden.
Einerseits gibt es scharf-kalte Kräuter wie Pfefferminze und Lindenblüten, andererseits gibt es scharf-warme oder heiße Kräuter wie frischen Ingwer, Zimt usw.

Kontraindiziert sind die schweißtreibenden Kräuter bei:

- Blutungen
- Jinye (Körpersäfte)-Mangel
- Akuter Dermatitis (Entzündung der Haut)
- Einem Pathogenen Erreger, der sich nach innen (li) bewegt hat.

2. Die abführende Methode (xiefa)

Diese wird verwendet, um Stagnationen im Yangming (also Magen und Dickdarm) zu beheben.
Bei der Behandlung von Feuchte-Hitze und Stagnationen hat ein Therapeut mehrere Möglichkeiten: Er kann die Feuchte-Hitze über den Stuhl, über die Diurese, aber auch über die Haut ausleiten. In China wurde und wird zusätzlich das erbrechende Verfahren angewendet. Bei uns im Westen werden überwiegend die ersten beiden Methoden benützt.
Rhabarberwurzel ist ein gutes Beispiel für ein Kraut, das abführend auf den Yangming wirkt.

Kontraindiziert ist diese Methode in folgenden Fällen:

- Bei schwacher Konstitution
- Im Alter
- Bei Jinye (Körpersäfte)-Mangel
- Nach einer Entbindung
- Wenn sich die Erkrankung an der Oberfläche (biao) befindet.

3. Die Erbrechen auslösende Methode (tufa)

Diese wird nur bei Vergiftungen und Schleimblockaden im Magen und auch im Herzbereich (Verwirrung) angewandt.

Kontraindikationen sind:

- Gravidität (Schwangerschaft)
- Schwächezustände
- Asthma bronchiale (rezidivierend auftretende, krampfhafte Lungenerkrankung)
- Blutungen
- Ödeme (Wasseransammlungen)

4. Die harmonisierende Methode (hefa)

Diese wird bei einem Ungleichgewicht innerhalb der Zangfu-Organe (ein Beispiel: Die Leber greift den Magen an und verursacht Schmerzen im Verdauungstrakt) oder bei Shaoyang-Syndromen verwendet.

5. Die erwärmende Methode (wenfa)

Sie wird eingesetzt, um das Yang bei Kälteerkrankungen zu behandeln.

Kontraindikationen sind:

- Yin-Mangel

- Entzündliche Erkrankungen
- (Gravidität) Schwangerschaft

6. Die kühlende Methode (qingfa)

Diese wird eingesetzt, um innere Hitze auszuleiten. Zwei Möglichkeiten stehen zur Auswahl: Einerseits kann man das Yin tonisieren, andererseits kann man das Yang sedieren.
Wichtig ist hier die Diagnose:
Falls der Patient Leere-Hitze-Symptome aufweist, wenn er also zwar schwitzt – vor allem bei Anstrengung und in der Nacht (an den „fünf Herzen“: Handinnenflächen, Fußsohlen und Brustbereich) – und einen roten Kopf hat, die Rötung sich aber auf die Wangen begrenzt, und er zusätzlich einen schnellen, aber leeren Puls hat, und die Zunge zwar rot, aber rissig und ohne Belag ist, so wird es besser sein, hauptsächlich das Yin zu tonisieren.
Anders ist es bei einem Patienten mit Hitze im Überschuss:
Hat dieser einen roten Kopf, schwitzt er stark, hat er einen konzentrierten Harn, eine rote Zunge mit gelbem Belag und einen schnellen, vollen Puls, so kann man ihm ohne Weiteres Yang ausleitende Kräuter geben.

Kontraindiziert ist die kühlende Methode bei:

- Yang-Mangel
- Schwacher Konstitution
- Echter Kälte und falscher Hitze
- Pathogenen Erregern von außen

7. Die tonisierende Methode (bufa)

Tonisierende Kräuter können verwendet werden, um die vier Bestandteile des Körpers zu stärken: Diese sind: Qi, Yang, Xue (Blut) und Yin.

Kontraindiziert ist diese Methode bei:
- Füllezuständen

Dazu noch eine Bemerkung: Viele Menschen, die sich müde, matt, erschlagen und lustlos fühlen, leiden aus Sicht der TCM nicht an einem Mangel, sondern an einer Fülle. Sie haben einen Überschuss an Feuchtigkeit und Schleim, gepaart mit Stagnation.
Ziel einer Behandlung wird es demzufolge sein, zuerst den Körper „zu entgiften", danach können stärkende Kräuter verschrieben werden. Wenn jemand also nach Einnahme tonisierender Kräuter noch träger und müder wird, liegt dies nicht daran, dass die Kräuter nicht wirken, sondern dass meistens noch zu viel Feuchtigkeit im Körper vorhanden ist.

8. Das sedierende Verfahren (xiefa)

Dieses wird bei Füllezuständen im Körper verwendet.
Es gibt eine Fülle an:
- Qi
- Blut
- Schleim
- Pathogenen Erregern
- Feuchtigkeit
- Feuer

Kontraindikationen sind:
- Leere des Körpers
- Erschöpfungszustände
- Chronische, schwere Erkrankungen wie AIDS und Krebs.

VII.
DIE EINZELKRÄUTER

ACKERSCHACHTELHALM (Zinnkraut)

Pharmazeut. Name:	Equiseti herba
Botanischer Name:	Equisetum arvense
Englischer Name:	Horsetail
Verwendete Teile:	Kraut
Geschmack:	bitter, adstringierend, fad
Thermische Wirkung:	kühl
Organzuordnung:	Blase, Niere, Lunge, Dickdarm
Dosierung:	5–20 g

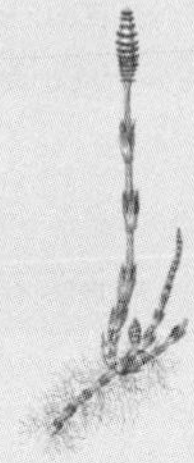

Abb. S. 117

Funktionen:

als Tee zubereitet/gekocht:

- Klärt Feuchte-Hitze in Blase und Dickdarm
- Leitet Feuchtigkeit aus
- Wirkt Qi-Stagnation im Unteren Erwärmer entgegen

als Rohdroge, ungekocht

- Tonisiert Lungen- und Nieren-Yin
- Wirkt mild adstringierend

Anwendung bei:

als Tee zubereitet/gekocht:

- Zystitis (Blasenentzündung) mit Schmerzen und trübem Harn
- Diarrhoe (Durchfall) mit übelriechendem Stuhl
- Fluor vaginalis (Scheideninfektionen mit Ausfluss) (gelblich mit Juckreiz)
- Vergiftungen (verdorbene Lebensmittel, Medikamente, Suchtgifte, Schwermetalle wie Quecksilber, Pestizide
- Nephrolithiasis (Nierensteine)
- Arteriosklerose

als Rohdroge, ungekocht:

- Rückenschmerzen, Wachstumsschmerzen
- Osteoporose (verminderte Knochendichte)
- Brüchigen Fingernägeln mit Längsrillen
- Wundheilungsstörungen

Anmerkung:

- Als Tee zubereitet wirkt Ackerschachtelhalm diuretisch (harntreibend), als Rohdroge adstringierend bzw. als Nieren-Yin-Tonikum.

ALANT, ECHTER

Pharmazeut. Name:	Inulae radix
Botanischer Name:	Inula helenium
Englischer Name:	Elecampane
Verwendete Teile:	Wurzelstock
Geschmack:	bitter, scharf
Thermische Wirkung:	warm
Organzuordnung:	Lunge, Milz, Leber
Dosierung:	3–6 g

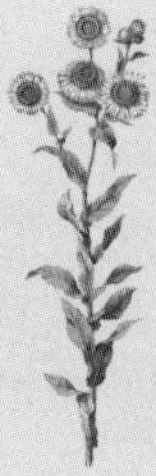

Abb. S. 117

Funktionen:

- Leitet Schleim-Kälte im Bereich der Lunge aus
- Senkt das Lungen-Qi ab
- Tonisiert das Yang des Mittleren Erwärmers
- Wirkt Qi-Mangel, der zu einer Stagnation in Herz, Lunge und Milz führen kann, entgegen
- Leitet Feuchte-Hitze im Bereich des Unteren Erwärmers aus
- Vertreibt Wind-Feuchtigkeits-Bi-Syndrom
- Wirkt Leber-Qi-Stagnationen entgegen

Anwendung bei:

- Schwäche des Immunsystems
- Müdigkeit mit Schweregefühl
- Chronischer Bronchitis (Erkrankung der Atmungsorgane mit Husten und Auswurf)
- Appetitlosigkeit
- Meteorismus (Blähungen)
- Zystitis (Blasenentzündung) mit hellem, trübem Harn ohne Schmerzen
- Fluor vaginalis (Scheideninfektionen mit Ausfluss) (weiss, dünnflüssig)
- Amenorrhoe (Ausbleiben der Monatsblutung), Dysmenorrhoe (Schmerzen zur Zeit der Monatsblutung)
- Arthritis (Gelenksentzündung)
- Schmerzen unter dem Rippenbogen
- PMS (Prämenstruelles Syndrom: Schmerzen vor der Monatsblutung)
- Äußerlich zur Behandlung von Exanthemen (Ausschlägen) mit starkem Juckreiz

ALANTBLÜTEN

(werden ebenfalls in der chinesischen Medizin verwendet)

Pharmazeut. Name:	Inulae flos (Chin.: Xuanfuhua)
Botanischer Name:	Inula helenium
Englischer Name:	Elecampane
Verwendete Teile:	Blüten
Geschmack:	bitter, scharf
Thermische Wirkung:	warm
Organzuordnung:	Leber, Lunge, Milz
Dosierung:	3–6 g

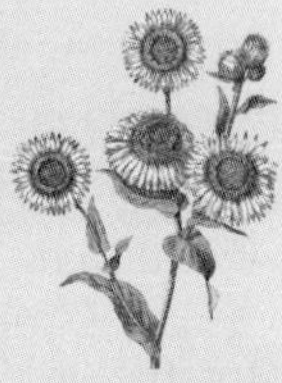

Abb. S. 117

Funktionen:

- Wirkt Magen-Kälte entgegen
- Leitet das Qi abwärts
- Vertreibt Feuchtigkeit und Schleim

Anwendung bei:

- Nausea (Brechreiz) und Erbrechen
- Singultus (Schluckauf)
- Druckgefühl im Brustkorbbereich
- Husten im Rahmen von akuter oder chronischer Bronchitis (Erkrankung der Atmungsorgane mit Husten und Auswurf) sowie Asthma bronchiale (rezidivierend auftretende, krampfhafte Lungenerkrankung)

ALOE

(werden ebenfalls in der chinesischen Medizin verwendet)

Pharmazeut. Name:	Aloes extractum (Chin.: Luhui)
Botanischer Name:	Aloe vera (syn. barbadensis)
Englischer Name:	Aloe
Verwendete Teile:	der getrocknete Saft der Blätter
Geschmack:	bitter
Thermische Wirkung:	kalt
Organzuordnung:	Dickdarm, Leber, Magen
Dosierung:	2–5 g

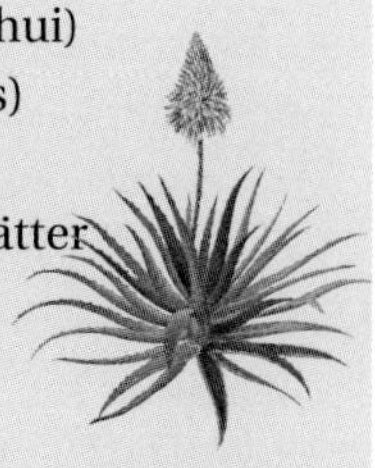

Abb. S. 117

Funktionen:

- Klärt Hitze in der Leber
- Tonisiert mild das Milz-Qi
- Leitet Feuchtigkeit aus
- Kühlt Feuer
- Wirkt Qi-Stagnationen entgegen
- Wirkt antiparasitär

Anwendung bei:

- Konjunctivitis (Bindehautentzündung)
- Cephalea (Kopfschmerzen)
- Tinnitus (Ohrensausen)
- Reizbarkcit
- Vertigo (Drehschwindel)
- Ikterus (Gelbsucht)
- Akne
- Obstipation (Verstopfung)
- Äußerlich zur Unterstützung der Wundheilung
- Wurmerkrankungen, speziell bei unterernährten Kindern
- Rheuma
- Zur Reinigung des Magen- und Darmtraktes

ANDORN

Pharmazeut. Name:	Marrubii herba
Botanischer Name:	Marrubium vulgare
Englischer Name:	Hoarhound
Verwendete Teile:	Kraut
Geschmack:	bitter
Thermische Wirkung:	kalt
Organzuordnung:	Leber, Gallenblase, Dickdarm, Lunge
Dosierung:	3–6 g

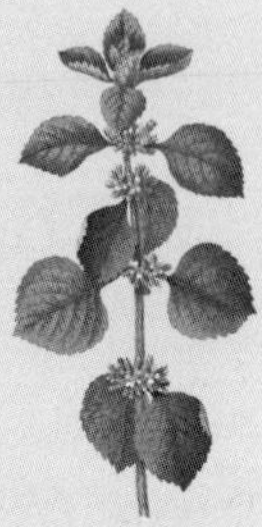

Abb. S. 117

Funktionen:

- Senkt Lungen-Qi ab
- Leitet Feuchte-Hitze in Leber und Gallenblasen aus
- Leitet Feuchte-Hitze im Dickdarm aus
- Tonisiert das Lungen-Qi
- Wirkt Feuchte-Hitze und Schleim in der Lunge entgegen
- Wirkt Wind-Hitze in der Lunge entgegen
- Leitet Feuchte-Hitze im Mittleren Erwärmer aus

Anwendung bei:

- Husten, (bei Asthma bronchiale, akuter und chronischer Bronchitis, vor allem, wenn der Schleim nicht ausgeworfen werden kann (wirkt wie Fritillariae cirrhosae bulbus / Chuanbei mu)
- TBC (Tuberkulose)
- Hepatitis (Entzündung der Leber), Ikterus (Gelbsucht)
- Malaria
- Cholezystolithiasis (Gallensteine)
- Gastritis (Entzündung der Magenschleimhaut)
- Amenorrhoe (Ausbleiben der Monatsblutung)

ARNIKA

Pharmazeut. Name:	Arnicae flos
Botanischer Name:	Arnica montana
Englischer Name:	Arnica
Verwendete Teile:	Blüten
Geschmack:	leicht süß, bitter, scharf
Thermische Wirkung:	neutral
Organzuordnung:	Herz, Lunge
Dosierung:	1–3 g

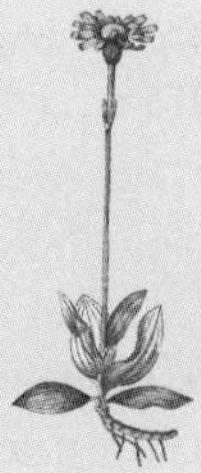

Abb. S. 118

Funktionen:

- Wirkt Blut-Stagnationen entgegen
- Tonisiert das Herz-Yang
- Tonisiert das Herz-Blut
- Klärt Hitze (bei Leere–Hitze und toxischen Prozessen)

Anwendung bei:

- Palpitationen (Herzklopfen), KHK/Koronare-Herz-Krankheit (Durchblutungsstörungen des Herzens)
- Durchschlafstörungen
- Dyspnoe (Kurzatmigkeit)
- Depressiver Verstimmung
- Kalten Extremitäten, Parästhesien (Missempfindungen)
- Schmerzen nach Verletzungen und Operationen
- Bettnässen
- Äußerlich als „Kaiserkraut" zur Unterstützung von „Blutgefäßen und Nervensystem" und zur Förderung der Wundheilung

ARTISCHOCKE

Pharmazeut. Name:	Cynariae folium
Botanischer Name:	Cynara scolymus
Englischer Name:	Artichoke, Cardoon
Verwendete Teile:	Blätter, aber auch Wurzel (Radix)
Geschmack:	bitter, leicht salzig
Thermische Wirkung:	kühl
Organzuordnung:	Leber, Gallenblase, Magen
Dosierung:	3–9 g

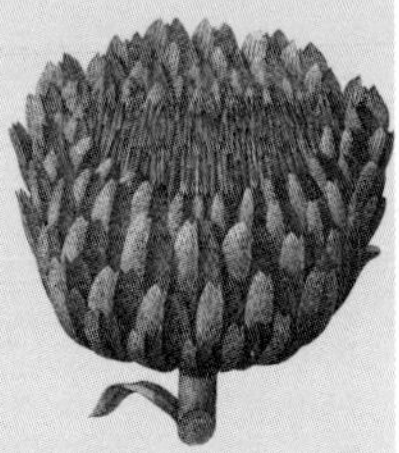

Abb. S. 118

Funktionen:

- Wirkt Leber-Qi-Stagnationen entgegen
- Wirkt Qi-Stagnation im Bereich des Mittleren Erwärmers entgegen
- Leitet Feuchte-Hitze im Bereich des Mittleren Erwärmers aus
- Senkt das Magen-Qi ab
- Wirkt Schleim-Hitze (tanre) entgegen

Anwendung bei:

- PMS (Prämenstruelles Syndrom: Schmerzen vor der Monatsblutung)
- Reizbarkeit
- Hypercholesterinämie und Hypertriglyceridämie (erhöhte Blutfettwerte)
- Arteriosklerose
- Ikterus (Gelbsucht)
- Übelkeit, Völlegefühl
- Hypertonie (hoher Blutdruck)

AUGENTROST

Pharmazeut. Name:	Euphrasiae herba
Botanischer Name:	Euphrasia sp.
Englischer Name:	Eye-bright
Verwendete Teile:	Kraut
Geschmack:	bitter
Thermische Wirkung:	kühl
Organzuordnung:	Leber, Milz, Magen
Dosierung:	2–4 g

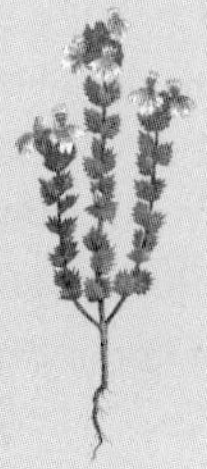

Abb. S. 118

Funktionen:

- Klärt Feuchte-Hitze in der Leber
- Befreit den Mittleren Erwärmer (wenn „die Leber den Magen attackiert")
- Klärt die Augen
- Befreit mild die Oberfläche

Anwendung bei:

- Migräne (anfallsweise, seitliche Kopfschmerzen)
- Ikterus (Gelbsucht)
- Gastritis (Entzündung der Magenschleimhaut)
- Konjunctivitis (Bindehautentzündung) (äußerlich und innerlich angewendet)
- Iritis (Entzündung der Regenbogenhaut)
- Glaukom (Augenerkrankung mit erhöhtem Augeninnendruck) (vor allem beim akuten Glaukomanfall)

BALDRIAN

Pharmazeut. Name:	Valerianae rhizoma
Botanischer Name:	Valeriana officinalis
Englischer Name:	Valerian
Verwendete Teile:	Wurzelstock
Geschmack:	süß, bitter, scharf
Thermische Wirkung:	warm
Organzuordnung:	Herz, Lunge
Dosierung:	3–6 g

Funktionen:

- Tonisiert das Herz-Yang
- Bewegt das Herz-Blut
- Tonisiert das Nieren- und Herz-Yang
- Tonisiert das Milz-Qi
- Wirkt mild Qi-Stagnation im Bereich des Mittleren Erwärmers entgegen
- Tonisiert das Nieren-Yin
- Wirkt Feuchte-Kälte im Bereich des Unteren und Mittleren Erwärmers entgegen

Anwendung bei:

- Palpitationen (Herzklopfen), Dyspnoe (Kurzatmigkeit), kalten Extremitäten
- Angina pectoris (Durchblutungsstörung des Herzens mit Beklemmungsgefühl)
- Müdigkeit, Depression
- Magenkoliken, Spasmen (Krämpfe) und Meteorismus (Blähungen)
- Ängstlichkeit, Unruhe, Nachtschweiß
- Reizbarkeit, PMS (Prämenstruelles Syndrom: Schmerzen vor der Monatsblutung)
- Cephalea (Kopfschmerzen)
- Klimakterium (Wechseljahr)
- Schlaflosigkeit, speziell bei geistiger Überanstrengung
- Askaridenbefall

BÄRENTRAUBE

Pharmazeut. Name:	Uvae ursi folium
Botanischer Name:	Arctostaphylos uva-ursi
Englischer Name:	Bearberry
Verwendete Teile:	Blätter, Frucht
Geschmack:	adstringierend (Früchte leicht süß)
Thermische Wirkung:	kühl
Organzuordnung:	Niere, Blase
Dosierung:	2–6 g

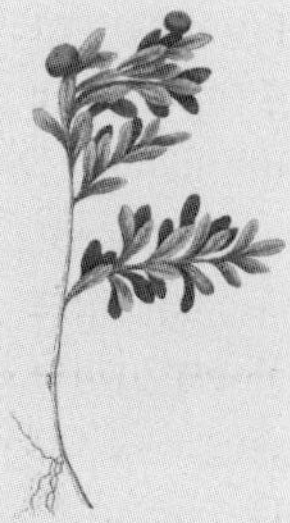

Abb. S. 118

Funktionen:

- Leitet Hitze, speziell Feuchte-Hitze, im Bereich des Unteren Erwärmer aus (Vergleichbar Gardeniae fructus / Zhizi)
- Leitet toxische Hitze aus
- Leitet Feuchte-Hitze im Bereich von Blase und Leber aus
- Beendet Blutungen
- Wirkt leicht adstringierend
- Regt die Gebärmutter zu Kontraktionen an

Anwendung bei:

- Zystitis (Blasenentzündung), Urethritis (Entzündung des Harnleiters), Nephritis (Entzündung der Nieren)
- Fluor vaginalis (Scheideninfektionen mit Ausfluss) (gelblich, übelriechend)
- Nephrolithiasis (Nierensteine)
- Geschlechtskrankheiten (wie Lues, Gonorrhoe, Herpes genitalis)
- Hämorrhoiden
- Inkontinenz (Unfähigkeit, den Harn zu halten)
- Wehenschwäche

Anmerkung:

- Man sollte das Kraut nicht zu lange hindurch nehmen, da es sonst wegen des hohen Tanningehaltes zu Magenproblemen kommen könnte! Gegebenenfalls empfiehlt es sich, es mit Süßholz zu mischen!

BASILIENKRAUT

Pharmazeut. Name:	Basilici herba
Botanischer Name:	Ocimum basilicum
Englischer Name:	Basil
Verwendete Teile:	Kraut
Geschmack:	süß, bitter, leicht scharf
Thermische Wirkung:	warm
Organzuordnung:	Herz, Lunge, Magen
Dosierung:	2–5 g

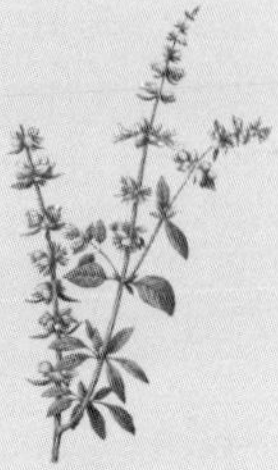

Abb. S. 119

Funktionen:

- Tonisiert das Nieren-, Lungen- und Magen-Yang
- Beruhigt den Shen (Geist)
- Tonisiert das Lungen-Qi
- Vertreibt Feuchtigkeit und Schleim aus dem Bereich der Lunge
- Wirkt mild Leber-Qi-Stagnationen entgegen

Anwendung bei:

- Schwäche, Kältegefühl
- Benommenheitsgefühl
- Depressive Verstimmung
- Dyspnoe (Kurzatmigkeit)
- Hustenreiz (bei chronischer Bronchitis, Asthma bronchiale)
- Meteorismus (Blähungen), Völlegefühl
- Übelkeit, Nausea (Brechreiz)
- Adipositas (Übergewicht)
- Hypothyreose (Unterfunktion der Schilddrüse)

BEIFUSS

Pharmazeut. Name:	Artemisiae herba (Chin.: Aiye)
Botanischer Name:	Artemisia vulgaris
Englischer Name:	Mugwort
Verwendete Teile:	Blätter
Geschmack:	bitter, scharf
Thermische Wirkung:	warm
Organzuordnung:	Milz, Leber, Nieren
Dosierung:	3–15 g

Funktionen:

- Vertreibt Kälte im Bereich sämtlicher Meridiane
- Stoppt Schmerzen, speziell bei Feuchte-Kälte
- Tonisiert das Nieren-Yang
- Wirkt mild Leber-Qi-Stagnationen entgegen
- Stoppt Blutungen (speziell geröstet)

Anwendung bei:

- Schmerzen, die durch Wärmenwendung besser werden (z.B. Rheuma)
- Drohender Frühgeburt
- Amenorrhoe (Ausbleiben der Monatsblutung) und Dysmenorrhoe (Schmerzen zur Zeit der Monatsblutung)
- Diarrhoe (Durchfall) mit Resten unverdauter Nahrungsmittel
- Appetitlosigkeit, Meteorismus (Blähungen)
- Ikterus (Gelbsucht)
- Spasmen (Krämpfe) (wie auch Epilepsie)
- Unstillbaren Blutungen (in diesem Fall muss das Beifußkraut geröstet und dann erst überbrüht werden)

Anmerkung:

- Diese Pflanze wird in der Chinesischen Medizin als Moxakraut verwendet, da sie einen Bezug zu allen zwölf Meridianen haben soll.

BENEDIKTINENKRAUT

Pharmazeut. Name:	Cnici benedicti herba
Botanischer Name:	Centaurea benedicta
Englischer Name:	Holy thistle, blessed thistle
Verwendete Teile:	Die ganze Pflanze ohne Wurzel
Geschmack:	bitter, leicht scharf, adstringierend
Thermische Wirkung:	kühl
Organzuordnung:	Magen, Leber, Dickdarm
Dosierung:	2–6 g

Funktionen:

- Tonisiert das Milz-Qi
- Leitet Feuchtigkeit aus Dickdarm und Lunge aus
- Vertreibt äußere Wind-Kälte
- Wirkt Feuchtigkeits-Stagnation im Kopfbereich entgegen
- Wirkt Leber-Qi-Stagnationen entgegen

Anwendung bei:

- Müdigkeit, Appetitmangel, Nausea (Brechreiz), Adipositas (Übergewicht)
- Ödeme (Wasseransammlungen)
- Obstipation (Verstopfung) in Abwechslung mit Diarrhoe (Durchfall)
- Cephalea (Kopfschmerzen), Reizbarkeit, Depression
- Husten mit viel Sputum, (chronische Bronchitis, Asthma bronchiale), Sinusitis (Entzündung der Nasennebenhöhlen)
- Beginn eines Infektes

BERBERITZE (Sauerdorn)

Pharmazeut. Name:	Berberidis cortex radicis, fructus, folium
Botanischer Name:	Berberis vulgaris
Englischer Name:	Common barberry
Verwendete Teile:	Rinde der Wurzel, Früchte, Blätter
Geschmack:	bitter, leicht adstringierend
Thermische Wirkung:	kühl
Organzuordnung:	Leber, Gallenblase, Milz
Dosierung:	2–6 g

Funktionen:

- Tonisiert das Qi- und Yin im Unteren Erwärmer
- Tonisiert das Milz-Qi
- Wirkt Leber-Qi-Stagnationen entgegen
- Klärt Hitze
- Beruhigt die Leber bei aufsteigendem Leber-Yang
- Beruhigt Magen-Feuer (entspricht Coptidis rhizoma / Huanglian)
- Wirkt mild Qi- und Blut-Stagnationen im Unteren Erwärmer entgegen
- Leitet Feuchte-Hitze im Dickdarm aus

Anwendung bei:

- Müdigkeit, Appetitmangel, Dyspepsie (Schwäche des Verdauungstraktes)
- Ikterus (Gelbsucht)
- Cholezystolithiasis (Gallensteine), Nephrolithiasis (Nierensteine)
- Hepatitis (Entzündung der Leber), Cholezystitis (Gallenblasenentzündung)
- Hämorrhoiden, Varizen (Krampfadern)
- Aphten (Defekte der Mundschleimhaut), starkem Durst, Zahnfleischbluten
- Cephalea (Kopfschmerzen), Reizbarkeit
- Arthritis (Gelenksentzündung), Hyperurikämie (Erhöhung der Harnsäurewerte)
- Fluor vaginalis (Scheideninfektionen mit Ausfluss) (gelb)

Anmerkung:

- Die Blätter sollten wegen der stark absenkenden Wirkung nicht während einer Gravidität (Schwangerschaft) verschrieben werden!

BIRKE

Pharmazeut. Name:	Betulae folium, cortex, succus
Botanischer Name:	Betula pendula
Englischer Name:	Birch
Verwendete Teile:	Blätter, Rinde, Saft
Geschmack:	bitter, adstringierend, leicht scharf
Thermische Wirkung:	kühl
Organzuordnung:	Leber, Niere, Blase, Herz
Dosierung:	2–6 g

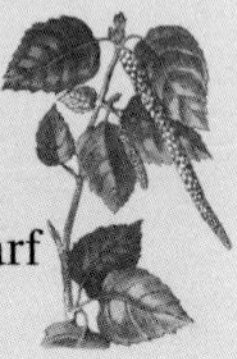

Abb. S. 119

Funktionen:

- Leitet Feuchte-Hitze im Bereich der Blase aus
- Klärt Hitze und toxische Hitze
- Wirkt Leber-Qi-Stagnationen entgegen
- Wirkt schweißtreibend

Anwendung bei:

- Ödeme (Wasseransammlungen) und Lymphstau
- Schmerzhaften Entzündungen (z.B. der Gelenke wie Rheuma, Hyperurikämie (Erhöhung der Harnsäurewerte))
- Nephrolithiasis (Nierensteine), chronischer Nephritis (Entzündung der Nieren), Arteriosklerose
- Magen- und Darmkoliken, Obstipation (Verstopfung)
- Fieber
- Zystitis (Blasenentzündung), Gastroenteritis (Entzündung des Magen-Darmtraktes)
- Infektionserkrankungen mit Fieber, egal, ob sie durch Wind-Hitze oder -Kälte bedingt sind

Anmerkung:

- Die Rinde hat einen stärkeren Bezug zur Leber, während die Blätter einen stärkeren Bezug zur Blase haben. Der Saft wirkt auf beide, nur schwächer.

BITTERORANGE

Pharmazeut. Name:	Aurantii fructus immaturus (Chin.: Zhishi)
Botanischer Name:	Citrus aurantium
Englischer Name:	Bitter orange
Verwendete Teile:	unreife Früchte
Geschmack:	bitter, leicht scharf
Thermische Wirkung:	leicht kühl
Organzuordnung:	Herz, Magen, Dickdarm
Dosierung:	3–9 g

Funktionen:

- Wirkt Leber-Qi-Stagnationen entgegen
- Leitet Qi abwärts
- Bewegt den Stuhl

Anwendung bei:

- Cephalea (Kopfschmerzen) mit Nausea (Brechreiz)
- Appetitmangel, Müdigkeit
- Depressionen
- Obstipation (Verstopfung)
- Meteorismus (Blähungen) und Völlegefühl
- Malabsorbtionssyndrom (der Verdauungstraktes besitzt eine Resorbtionsschwäche, die zu Mangelerscheinungen führt)
- Adipositas (Übergewicht)

Anmerkung:

- Vorsicht in der Gravidität (Schwangerschaft) bei Milz-Qi-Mangel mit breiigem Stuhl

BLUTWURZEL

Pharmazeut. Name:	Tormentillae rhizoma
Botanischer Name:	Potentilla erecta, syn. P. tormentilla
Englischer Name:	Tormentil
Verwendete Teile:	Wurzelstock
Geschmack:	scharf, bitter
Thermische Wirkung:	warm
Organzuordnung:	Lunge, Herz, Leber, Magen
Dosierung:	2–5 g

Funktionen:

- Tonisiert das Lungen-Yang
- Vertreibt Schleim-Kälte aus der Lunge (wie Inulae flos / Xuan-fuhua)
- Tonisiert Herz- und Lungen-Qi
- Leitet Feuchte-Kälte im Kopfbereich aus
- Wirkt Leber-Qi-Stagnationen entgegen
- Tonisiert das Nieren-Yang

Anwendung bei:

- Chronischer Bronchitis (Erkrankung der Atmungsorgane mit Husten und Auswurf)
- Sinusitis (Entzündung der Nasennebenhöhlen)
- Dysmenorrhoe (Schmerzen zur Zeit der Monatsblutung)
- Palpitationen (Herzklopfen), Druckgefühl im Bereich des Thorax

Anmerkung:

- Wegen der stimulierenden Eigenschaften darf Blutwurzel weder Schwangeren noch Kleinkindern verschrieben werden.

BOCKSHORNKLEESAMEN

Pharmazeut. Name:	Foenugraeci semen
Botanischer Name:	Trigonella foenum-graecum
Englischer Name:	Fenugreek
Verwendete Teile:	Samen
Geschmack:	leicht scharf, süß
Thermische Wirkung:	warm
Organzuordnung:	Nieren, Magen
Dosierung:	3–6 g

Funktionen:

- Tonisiert das Nieren-Yang
- Vertreibt Kälte
- Wirkt mild Leber-Qi-Stagnationen entgegen
- Tonisiert mild das Lunge-Qi

Anwendung bei:

- Kälteempfinden, Neigung zu kalten Extremitäten
- Impotenz, Libidomangel
- Chronischer Diarrhoe (Durchfall), Analprolaps (Vorfall des Enddarmes)
- Rückenschmerzen mit Verbesserung durch Bewegung
- Rheuma
- Äußerlich bei Furunkeln und Karbunkeln

BORRETSCH

Pharmazeut. Name:	Boraginis herba
Botanischer Name:	Borago officinalis
Englischer Name:	Borage
Verwendete Teile:	Kraut
Geschmack:	süß, leicht salzig
Thermische Wirkung:	kühl
Organzuordnung:	Lunge, Herz, Nieren
Dosierung:	3–6 g

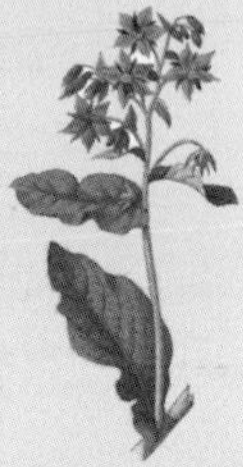

Abb. S. 119

Funktionen:

- Tonisiert das Lungen-Yin (wie Ophiopogonis radix / Maimendong)
- Vertreibt Wind-Hitze aus der Lunge
- Tonisiert das Herz-Yin, beruhigt den Geist
- Wirkt toxischer Hitze entgegen
- Wirkt schweißtreibend, öffnet die Oberfläche
- Leitet Feuchte-Hitze der Blase aus

Anwendung bei:

- Fieber am Nachmittag, Durstgefühl, Nachtschweiß
- Unruhe, Angst, Palpitationen (Herzklopfen)
- Hämorrhoiden
- Chronische Infektionen der oberen Atemwege mit Trocken- und Wundheitsgefühl
- Chronischer Nephritis (Entzündung der Nieren)
- Beginn eines Infektes mit Fieber, rotem Rachen, trockenem Husten

BRENNNESSEL

Pharmazeut. Name:	Urticae herba
Botanischer Name:	Urtica dioica
Englischer Name:	Stinging nettle
Verwendete Teile:	Kraut
Geschmack:	adstringierend, leicht bitter
Thermische Wirkung:	kühl
Organzuordnung:	Leber, Lunge, Milz, Blase
Dosierung:	3–15 g

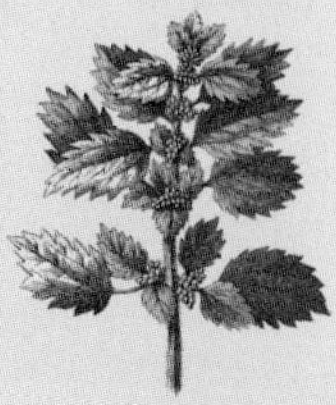

Abb. S. 119

Funktionen:

- Tonisiert das Leber-Blut
- Vertreibt Feuchtigkeit aus der Lunge
- Vertreibt Feuchtigkeit aus dem Unteren Erwärmer
- Wirkt Leber-Qi-Stagnationen entgegen
- Wirkt toxischer Hitze entgegen

Anwendung bei:

- Arthritis (Gelenksentzündung), Gelenks- und Muskelrheuma, Hyperurikämie (Erhöhung der Harnsäurewerte)
- Müdigkeit, Vertigo (Drehschwindel)
- Chronischer Bronchitis (Erkrankung der Atmungsorgane mit Husten und Auswurf), Asthma bronchiale (rezidivierend auftretende, krampfhafte Lungenerkrankung)
- Ikterus (Gelbsucht)
- Akne
- Zystitis (Blasenentzündung) mit brennendem Gefühl beim Wasserlassen
- Amenorrhoe (Ausbleiben der Monatsblutung)
- Verbrennungen (sowohl äußerlich als auch innerlich angewendet)

BROMBEERBLÄTTER

Pharmazeut. Name:	Rubi fruticosi folium
Botanischer Name:	Rubus fruticosus
Englischer Name:	Blackberry
Verwendete Teile:	Blätter
Geschmack:	adstringierend
Thermische Wirkung:	kühl
Organzuordnung:	Magen, Dickdarm, Lunge
Dosierung:	3–9 g

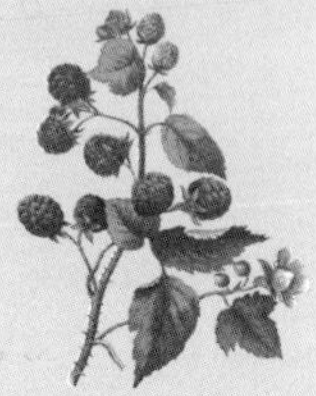

Abb. S. 120

Funktionen:

- Klärt äußere Hitze
- Wirkt adstringierend
- Leitet Feuchtigkeit in der Lunge und im Unteren Erwärmer aus
- Löst Lin (Verhärtungen und Steine) auf
- Beendet Blutungen

Anwendung bei:

- Laryngitis (Halsentzündungen) mit chronischer Heiserkeit
- Zahnschmerzen
- Inkontinenz (Unfähigkeit, den Harn zu halten)
- Fluor vaginalis (Scheideninfektionen mit Ausfluss)
- Epistaxis (Nasenbluten), Hämaturie (Blut im Harn), Meläna (Teerstuhl), Hypermenorrhoe (zu starke Monatsblutung)
- Hämorrhoiden
- Nephrolithiasis (Nierensteine)
- Chronische Bronchitis (Erkrankung der Atmungsorgane mit Husten und Auswurf)

BROMBEEREN, UNREIF

Pharmazeut. Name:	Rubi fruticosi fructus immaturi
Botanischer Name:	Rubus fruticosus
Englischer Name:	Blackberry
Verwendete Teile:	unreife Beere
Geschmack:	adstringierend
Thermische Wirkung:	kühl
Organzuordnung:	Nieren
Dosierung:	3–9 g

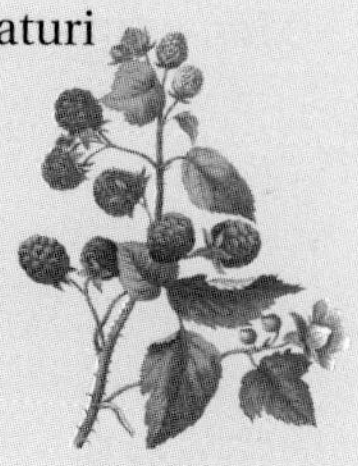

Abb. S. 120

Funktionen:

- Wirkt Schwitzen entgegen
- Beruhigend
- Bewahrt die Jinye (Körpersäfte) und das Jing (Essenz)
- Hilft, das Nieren-Qi zu bewahren
- Verbindet die Quelle des nachgeburtlichen mit der Quelle des vorgeburtliches Jing miteinander

Anwendung bei:

- Inkontinenz (Unfähigkeit, den Harn zu halten)
- Nächtliche Spermatorrhoe (unabsichtlicher Samenerguss)
- Profusem Schwitzen
- Dyspnoe (Kurzatmigkeit), Schwächegefühl
- Rückenschmerzen
- Asthma bronchiale (rezidivierend auftretende, krampfhafte Lungenerkrankung)

Anmerkung:

- Unreife Himbeeren haben eine ähnliche Wirkung.

BRUNNENKRESSE

Pharmazeut. Name:	Nasturtii herba
Botanischer Name:	Rorippa nasturtium-aquaticum syn. Nasturtium officinalis
Englischer Name:	Watercress
Verwendete Teile:	Kraut
Geschmack:	scharf, leicht bitter
Thermische Wirkung:	warm
Organzuordnung:	Leber, Magen, Lunge
Dosierung:	3–6 g

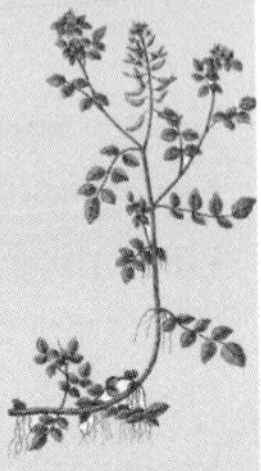

Abb. S. 120

Funktionen:

- Tonisiert das Blut
- Leitet Schleim-Kälte im Kopfbereich aus
- Leitet Schleim aus Lunge und Dickdarm aus
- Klärt toxische Hitze
- Tonisiert das Milz-Qi
- Tonisiert das Lungen-Qi

Anwendung bei:

- Anämie (Blutmangel), Müdigkeit
- Chronischen Exanthemen (Ausschlag), Akne vulgaris
- Cholezystolithiasis (Gallensteine), Nephrolithiasis (Nierensteine)
- Chronischer Bronchitis (Erkrankung der Atmungsorgane mit Husten und Auswurf)
- Prostatitis (Entzündung der Vorsteherdrüse)
- Fluor vaginalis (Scheideninfektionen mit Ausfluss) mit weißem, dünnflüssigem Sekret
- Als Frühjahrskur bei Hyperurikämie (Erhöhung der Harnsäurewerte), Rheuma

CHRYSANTHEME

Pharmazeut. Name:	Chrysanthemi flos (Chin.: Juhua)
Botanischer Name:	Chrysanthemum morifolium
Englischer Name:	Chrysanthemum
Verwendete Teile:	Blüten
Geschmack:	bitter, scharf
Thermische Wirkung:	kühl
Organzuordnung:	Leber, Lunge
Dosierung:	4–15 g

Funktionen:

- Vertreibt Wind-Hitze
- Leitet Feuchte-Hitze aus der Leber aus (speziell im Bereich der Augen)
- Wirkt mild Leber-Qi-Stagnation entgegen
- Wirkt aufsteigendem Leber-Yang entgegen

Anwendung bei:

- Fieber
- Cephalea (Kopfschmerzen), Vertigo (Drehschwindel)
- Konjunctivitis (Bindehautentzündung) (sowohl äußerlich als auch innerlich angewendet)
- Arterielle Hypertonie (hoher Blutdruck)

DILL

Pharmazeut. Name:	Anethi semen
Botanischer Name:	Anethum graveolens
Englischer Name:	Dill
Verwendete Teile:	Samen
Geschmack:	scharf
Thermische Wirkung:	warm
Organzuordnung:	Nieren, Magen
Dosierung:	3–9 g

Funktionen:

- Tonisiert das Magen-Yang
- Senkt das Magen-Qi ab
- Wirkt Qi- und Nahrungsmittel-Stagnationen im Mittleren Erwärmer entgegen
- Tonisiert das Nieren-Yang
- Bewahrt das Jing (Essenz)
- Wirkt mild Leber-Qi-Stagnation entgegen

Anwendung bei:

- Appetitlosigkeit, Völlegefühl nach dem Essen, Meteorismus (Blähungen)
- Übelkeit, Nausea (Brechreiz) (auch in der Gravidität (Schwangerschaft))
- Libidomangel, Impotenz
- Rückenschmerzen, die bei Bewegung besser werden
- Koliken (krampfhafte Schmerzen) im Gastrointestinaltrakt (Magen-Darmtrakt)
- Zu geringem Milchfluss beim Stillen

DOST

Pharmazeut. Name:	Origani herba
Botanischer Name:	Origanum vulgare
Englischer Name:	Wild marjoram
Verwendete Teile:	Kraut
Geschmack:	bitter
Thermische Wirkung:	warm
Organzuordnung:	Lunge, Milz, Magen, Leber
Dosierung:	3–6 g

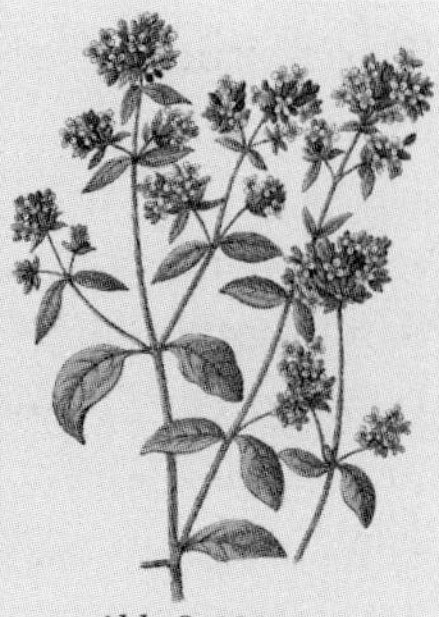

Abb. S. 131

Funktionen:

- Senkt das Lungen-Qi ab
- Vertreibt eingedrungene Wind-Kälte und Feuchtigkeit (Bi-Syndrom)
- Leitet Schleim im Bereich der Lunge aus
- Wirkt toxischer Hitze entgegen
- Tonisiert das Magen-Qi
- Wirkt Leber-Qi-Stagnationen entgegen
- Wirkt bei innerem Wind auf Grund von Blut-Mangel entgegen

Anwendung bei:

- Husten (bei chronischer Bronchitis, Asthma bronchiale, Pneumonie (Lungenentzündung))
- Dyspnoe (Kurzatmigkeit)
- Eitrige Tonsillitis (Mandelentzündung)
- Appetitlosigkeit, Völlegefühl nach dem Essen, Meteorismus (Blähungen)
- Atonischer Obstipation (Verstopfung)
- Amenorrhoe (Ausbleiben der Monatsblutung), Dysmenorrhoe (Schmerzen zur Zeit der Monatsblutung), PMS (Prämenstruelles Syndrom: Schmerzen vor der Monatsblutung)
- Akutem und chronischem Gelenks- und Muskelrheuma
- Spasmen (Krämpfe), Vertigo (Drehschwindel)

ECHINACEA (Roter Sonnenhut)

Pharmazeut. Name:	Echinaceae radix
Botanischer Name:	Echinaceae purpurea, pallida, angustifolia
Englischer Name:	Purple coneflower
Verwendete Teile:	Wurzel
Geschmack:	scharf, salzig
Thermische Wirkung:	kühl
Organzuordnung:	Lunge, Magen, Blase
Dosierung:	3–6 g

Funktionen:

- Tonisiert das Wei-Qi
- Klärt Hitze
- Wirkt toxischer Hitze entgegen
- Wirkt schweißtreibend bei Eindringen von äußerer Wind-Kälte
- Tonisiert das Milz-Qi
- Leitet toxische Hitze im Bereich der Haut aus

Anwendung bei:

- Infekten (bakteriell und viral), speziell im Anfangsstadium
- unterstützt das Abklingen des Hautausschlages bei Kinder- krankheiten (wie z.B. Mumps, Masern, Scharlach, Röteln)
- Schwäche des Immunsystems
- Wundheilungsstörungen
- Diffuse Schmerzen und Schwellungen
- Appetitmangel, Völlegefühl
- Äußerlich bei Verbrennungen ersten bis zweiten Grades

EHRENPREIS (Grindheil)

Pharmazeut. Name:	Veronicae herba
Botanischer Name:	Veronica officinalis
Englischer Name:	Speedwell
Verwendete Teile:	Kraut
Geschmack:	bitter, adstringierend
Thermische Wirkung:	kühl
Organzuordnung:	Blase, Niere, Leber
Dosierung:	3–6 g

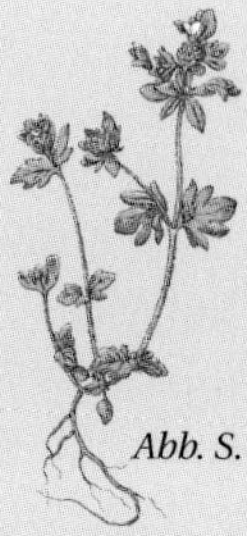

Abb. S. 120

Funktionen:

- Klärt Hitze
- Wirkt toxischer Hitze entgegen, speziell in der Haut
- Wirkt Schleim-Kälte in der Lunge entgegen
- Stoppt innere und äußere Blutungen
- Leitet Feuchte-Hitze in Blase und Dickdarm aus

Anwendung bei:

- Husten (Chronischer Bronchitis, Asthma bronchiale)
- Epistaxis (Nasenbluten), Hämaturie (Blut im Harn), Meläna (Teerstuhl)
- Zystitis (Blasenentzündung), Nephritis (Entzündung der Nieren) mit trübem Harn
- Ekzemen (Entzündungen der Haut)
- Äußerlich zur Unterstützung der Wundheilung sowie bei Verbrennungen

EIBISCH

Pharmazeut. Name:	Althaeae radix
Botanischer Name:	Althaea officinalis
Englischer Name:	Marsh mallow
Verwendete Teile:	Wurzel
Geschmack:	süß
Thermische Wirkung:	kühl
Organzuordnung:	Lunge, Dickdarm
Dosierung:	3–6 g

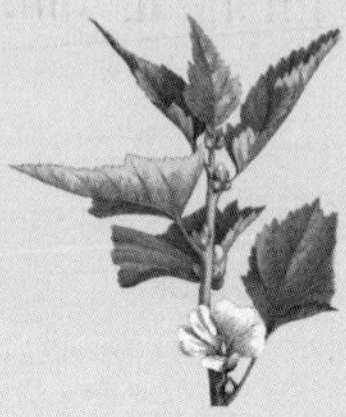

Abb. S. 120

Funktionen:

- Tonisiert das Lungen- und Dickdarm-Yin
- Beruhigt das Shen (Geist)
- Wirkt Schleim-Stagnation im Bereich der Lunge entgegen
- Kühlt Magen-Feuer
- Klärt toxische Hitze
- Leitet Feuchte-Hitze in Blase und Dickdarm aus

Anwendung bei:

- Trockenem Husten, Pseudokrupp
- Großem Appetit, Heißhunger, Gastritis (Entzündung der Magenschleimhaut)
- Obstipation (Verstopfung) mit trockenem Stuhl
- Trockenem Mund und trockenen Schleimhäuten
- Äußerlich bei Entzündungen der Haut und Augen
- Zu geringem Milchfluss beim Stillen

EICHENRINDE

Pharmazeut. Name:	Quercus cortex
Botanischer Name:	Quercus robur, petraea
Englischer Name:	Oak
Verwendete Teile:	Rinde
Geschmack:	adstringierend
Thermische Wirkung:	kühl
Organzuordnung:	Magen, Dickdarm, Blase
Dosierung:	2–6 g

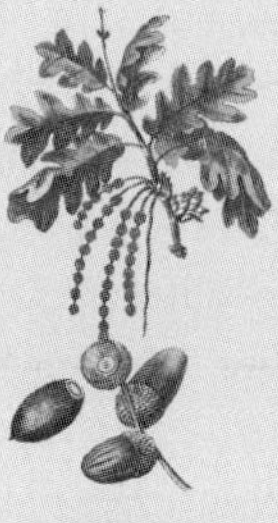

Abb. S. 121

Funktionen:

- Wirkt einem Jinye (Körpersäfte)-Verlust bei Yin-Mangel entgegen
- Leitet Feuchte-Hitze im Verdauungstrakt aus
- Hilft toxische Hitze auszuleiten (bei äußerer Anwendung)

Anwendung bei:

- Diarrhoe (Durchfall)
- Profusem Schwitzen, Nachtschweiß
- Lidrandentzündungen
- Gastroenteritis (Entzündung des Magen-Darmtraktes)
- Bettnässen bei Kindern
- Hämorrhoiden (äußerlich angewendet)
- Juckreiz und Entzündungen im Genitalbereich (äußerlich angewendet)
- Wundheilungsstörungen (äußerlich angewendet)

EISENKRAUT

Pharmazeut. Name:	Verbenae herba
Botanischer Name:	Verbena officinalis
Englischer Name:	Vervain
Verwendete Teile:	Kraut
Geschmack:	bitter, leicht adstringierend
Thermische Wirkung:	kühl
Organzuordnung:	Leber, Lunge, Niere, Magen
Dosierung:	2–6 g

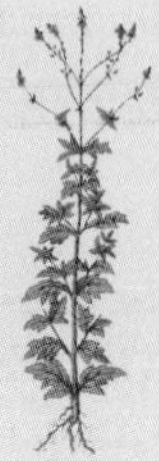

Abb. S. 121

Funktionen:

- Befreit die Oberfläche
- Leitet Wind-Hitze aus
- Stärkt das Wei-Qi
- Wirkt Leber-Qi-Stagnationen entgegen
- Beruhigt Shen (Geist)
- Leitet Feuchte-Hitze aus
- Fördert die Milchbildung

Anwendung bei:

- Tonsillitis (Mandelentzündung), Pneumonie (Lungenentzündung)
- Erschöpfungszuständen, Schlaflosigkeit, nervöser Depression
- Migräne (anfallsweise, seitliche Kopfschmerzen), Reizbarkeit, Spasmen (Krämpfe), PMS (Prämenstruelles Syndrom: Schmerzen vor der Monatsblutung)
- Unruhe, Nervosität
- Ekzemen (Entzündungen der Haut), Furunkeln, Neurodermitis, etc.

ENGELWURZ (Angelikawurzel)

Pharmazeut. Name:	Angelicae (archangelicae) radix
Botanischer Name:	Angelica archangelica
Englischer Name:	Garden angelica
Verwendete Teile:	Wurzel
Geschmack:	scharf, leicht bitter, süß
Thermische Wirkung:	warm
Organzuordnung:	Lunge, Dickdarm, Magen
Dosierung:	2–6 g

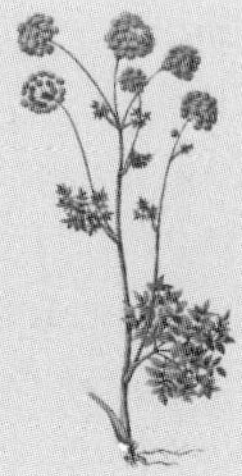

Abb. S. 121

Funktionen:

- Tonisiert Milz-Qi und -Yang
- Leitet Feuchtigkeit und Nahrungsmittel-Stagnation aus dem Mittleren Erwärmer aus
- Leitet Feuchte-Kälte aus dem Dickdarm
- Tonisiert das Lungen-Qi und -Yang
- Wirkt Feuchte-Kälte in der Lunge entgegen
- Wirkt Wind-Feuchtigkeits-Stagnationen (Bi-Syndrom) entgegen
- Vertreibt äußere Wind-Kälte
- Wirkt Qi-Stagnationen im Mittleren Erwärmer entgegen

Anwendung bei:

- Müdigkeit, Lethargie, Schweregefühl
- Appetitmangel, Nausea (Brechreiz)
- Meteorismus (Blähungen)
- Schleimigem Stuhl
- Husten mit weißem Sputum (Chronische Bronchitis, Asthma bronchiale)
- Cephalea (Kopfschmerzen), Sinusitis (Entzündung der Nasennebenhöhlen)
- Dysmenorrhoe (Schmerzen zur Zeit der Monatsblutung)
- Beginn eines Infektes mit Nackenschmerzen, Unruhe, Kälteabneigung
- Äußerlich bei nässenden Ekzemen (Entzündungen der Haut), Ulcus cruris (Hautdefekt im Beinbereich), Hyperurikämie (Erhöhung der Harnsäurewerte) und Rheuma

ENZIAN

Pharmazeut. Name:	Gentianae radix (Chin.: Longdancao)
Botanischer Name:	Gentiana lutea
Englischer Name:	Gentian
Verwendete Teile:	Wurzel
Geschmack:	bitter, leicht adstringierend
Thermische Wirkung:	kalt
Organzuordnung:	Leber, Gallenblase, Magen, Dickdarm
Dosierung:	3–9 g

Abb. S. 121

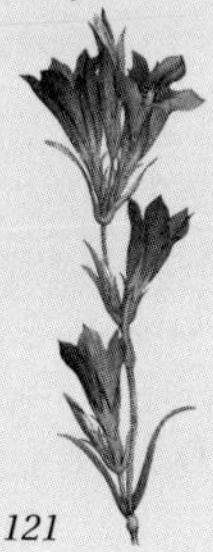

Funktionen:

- Leitet Feuchte-Hitze in Leber und Gallenblase aus
- Wirkt toxischer Hitze entgegen
- Tonisiert mild das Milz-Qi (in niedriger Dosierung)
- Leitet Feuchte-Hitze in Blase und Dickdarm aus
- Wandelt Feuchtigkeit in Jinye (Körpersäfte) um

Anwendung bei:

- Hepatitis (Entzündung der Leber), Cholezystitis (Gallenblasenentzündung)
- Ikterus (Gelbsucht)
- Konjunctivitis (Bindehautentzündung)
- Hypertonie (hoher Blutdruck)
- Dermatitis (Entzündung der Haut), Herpes labialis (Fieberblasen), Herpes zoster (Gürtelrose), Abszessen
- Fluor vaginalis (Scheideninfektionen mit Ausfluss) (gelb), Prostatitis (Entzündung der Vorsteherdrüse)
- Appetitlosigkeit, Müdigkeit, weichem Stuhl
- Morbus Crohn, Colitis ulcerosa (Entzündliche Darmerkrankungen)

ERDRAUCH

Pharmazeut. Name:	Fumariae herba
Botanischer Name:	Fumaria officinalis
Englischer Name:	Fumatory
Verwendete Teile:	Kraut
Geschmack:	bitter
Thermische Wirkung:	kühl
Organzuordnung:	Leber, Gallenblase, Dickdarm
Dosierung:	3–9 g

Funktionen:

- Kühlt das Blut
- Leitet toxische Hitze aus
- Wirkt Leber-Qi-Stagnationen entgegen
- Leitet Feuchte-Hitze in Leber, Gallenblase und Milz aus
- Gilt als Botschaftskraut für die Haut (Gesichts- und Dekolleté-Bereich)

Anwendung bei:

- Hautproblemen: Psoriasis (Schuppenflechte), Dermatitis (Entzündung der Haut) (speziell im Gesichtsbereich)
- Rheuma, geschwollenen Lymphknoten
- Schmerzen unter dem Rippenbogen, Obstipation (Verstopfung), Ikterus (Gelbsucht)
- Dysmenorrhoe (Schmerzen zur Zeit der Monatsblutung)
- Nausea (Brechreiz), Reizbarkeit, schlechtem Appetit
- Cholezystitis (Gallenblasenentzündung), Cholezystolithiasis (Gallensteine)

EUKALYPTUS (Fieberbaum)

Pharmazeut. Name:	Eucalypti folium
Botanischer Name:	Eucalyptus globulus
Englischer Name:	Blue gum tree, fever tree
Verwendete Teile:	Blätter
Geschmack:	scharf, leicht bitter
Thermische Wirkung:	kühl
Organzuordnung:	Lunge, Magen, Blase
Dosierung:	2–7 g

Funktionen:

- Wirkt äußerer Wind-Hitze entgegen
- Leitet Feuchte-Hitze speziell im Oberen Erwärmer, aber auch im Mittleren Erwärmer und der Blase aus (wie Magnoliae flos / Xinyinhua) aus
- Wirkt Schleim in der Lunge entgegen

Anwendung bei:

- Beginn eines Infektes mit Halsschmerzen, Nackenschmerzen
- Sinusitis (Entzündung der Nasennebenhöhlen) (auch zum Inhalieren)
- Akuter und chronischer Bronchitis (Erkrankung der Atmungsorgane mit Husten und Auswurf), Asthma bronchiale (rezidivierend auftretende, krampfhafte Lungenerkrankung), Pneumonie (Lungenentzündung)
- Zystitis (Blasenentzündung), Nephritis (Entzündung der Nieren), Urethritis (Entzündung des Harnleiters)
- Malaria
- Äußerlich zum Einreiben bei Rheuma

FÄRBERHÜLSE (Baptisie)

Pharmazeut. Name:	Baptisiae tinctoriae radix
Botanischer Name:	Baptisia tinctoria
Englischer Name:	False indigo, horsefly weed
Verwendete Teile:	Wurzel
Geschmack:	bitter, scharf
Thermische Wirkung:	kühl
Organzuordnung:	Leber, Gallenblase, Lunge
Dosierung:	2–5 g

Funktionen:

- Kühlt Hitze
- Wirkt toxischer Hitze entgegen (wie Isatidis radix / Banlangen)
- Wirkt Leber-Qi-Stagnationen entgegen
- Löst Stagnation im Bereich des Verdauungstraktes auf
- Tonisiert Herz- und Lungen-Qi
- Wirkt dem „Pathogenen Faktor" Wind-Hitze entgegen

Anwendung bei:

- Fieberhaften Infekten
- Tonsillitis (Mandelentzündung), Laryngitis (Halsentzündungen)
- Abszessen
- Sepsis (Blutvergiftung)
- Urtikaria (Nesselsucht)
- Mumps, Masern, Röteln, Scharlach
- Gastroenteritis (Entzündung des Magen-Darmtraktes) (akut!)
- Appendizitis (Entzündung des Wurmfortsatzes)
- PMS (Prämenstruelles Syndrom: Schmerzen vor der Monatsblutung)
- Müdigkeit mit Antriebslosigkeit
- Palpitationen (Herzklopfen)

Anmerkung:

- Niedrig dosiert wirkt Baptisie stimulierend, während größere Mengen gegen Infektionen und zum Kühlen von Hitze verwendet werden können.

FAULBAUMRINDE

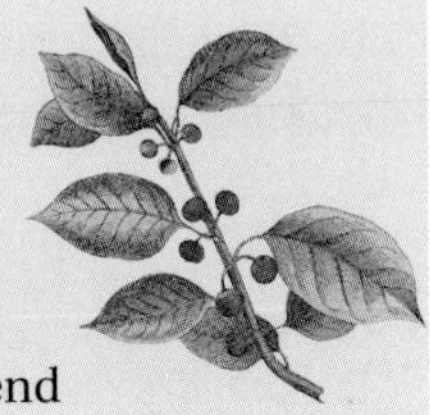

Pharmazeut. Name:	Frangulae cortex
Botanischer Name:	Rhamnus frangula
Englischer Name:	Alder buckthorn, berrybearing alder
Verwendete Teile:	Rinde
Geschmack:	bitter, leicht adstringierend
Thermische Wirkung:	kalt
Organzuordnung:	Leber, Gallenblase, Dünndarm
Dosierung:	2–7 g

Abb. S. 122

Funktionen:

- Hat eine stark absenkende Bewegungsrichtung (speziell im Dickdarm)
- Wirkt Leber-Qi-Stagnationen entgegen
- Leitet Hitze aus
- Wirkt Blut-Hitze entgegen
- Wirkt Leber-Feuer entgegen
- Leitet Feuchte-Hitze aus dem Verdauungstrakt aus

Anwendung bei:

- Obstipation (Verstopfung)
- Nausea (Brechreiz), Cephalea (Kopfschmerzen)
- Hämorrhoiden
- Cholezystolithiasis (Gallensteine), Ikterus (Gelbsucht), Leberzirrhose
- Rotem Kopf, Reizbarkeit, Vertigo (Drehschwindel)
- Arterielle Hypertonie (hoher Blutdruck)

FELDULME

Pharmazeut. Name:	Ulmi folium
Botanischer Name:	Ulmus campestris
Englischer Name:	Common elm, field elm
Verwendete Teile:	Blätter
Geschmack:	bitter, sauer
Thermische Wirkung:	warm
Organzuordnung:	Milz, Lunge, Blase
Dosierung:	3–9 g

Funktionen:

- Leitet Feuchte-Kälte im Unteren Erwärmer aus
- Klärt die Oberfläche
- Befestigt das Qi im Mittleren Erwärmer

Anwendung bei:

- Breiigem Stuhl, Diarrhoe (Durchfall)
- Zystitis (Blasenentzündung)
- Dermatitis (Entzündung der Haut), speziell perioral (um den Mund)
- Fluor vaginalis (Scheideninfektionen mit Ausfluss), weiß, dünnflüssig

FENCHEL

Pharmazeut. Name:	Foeniculi fructus
Botanischer Name:	Foeniculum vulgare
Englischer Name:	Common fennel
Verwendete Teile:	Samen
Geschmack:	scharf
Thermische Wirkung:	warm
Organzuordnung:	Leber, Niere, Milz, Magen
Dosierung:	2–8 g

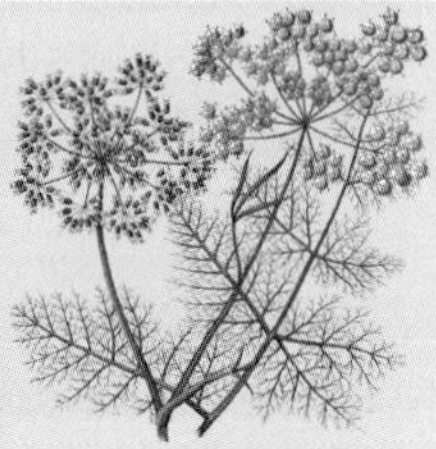

Abb. S. 122

Funktionen:

- Wirkt Magen-Kälte entgegen
- Harmonisiert den Verdauungstrakt (Magen, Milz, Dünn- und Dickdarm)
- Wirkt Kälte entgegen
- Leitet Schleim-Kälte aus der Lunge aus
- Leitet Feuchte-Kälte aus

Anwendung bei:

- Meteorismus (Blähungen) und Koliken (krampfhafte Schmerzen) im Bauchbereich
- Appetitmangel, Müdigkeit
- Inguinalhernie (Leistenbruch), Hodenschmerzen
- Bronchitis (Erkrankung der Atmungsorgane mit Husten und Auswurf)
- Atonischer Blase (Patient kann nicht Wasser lassen, friert ständig)
- Wirkt karminativ
- Wird vor allem für Kinder verwendet

Anmerkung:

- Kontraindiziert bei einem Yin-Mangel.

FORSYTHIE

Pharmazeut. Name:	Forsythiae fructus (Chin.: Lianqiao)
Botanischer Name:	Forsythia suspensa
Englischer Name:	Forsythia
Verwendete Teile:	Frucht
Geschmack:	bitter, leicht scharf
Thermische Wirkung:	kühl
Organzuordnung:	Leber, Gallenblase, Herz
Dosierung:	6–15 g

Funktionen:

- Leitet Hitze und toxische Hitze aus
- Löst Lin (Verhärtung und Steine) auf
- Wirkt äußerer Wind-Hitze entgegen

Anwendung bei:

- Akne, Furunkeln
- Fieber, Laryngitis (Halsentzündungen), Tonsillitis (Mandelentzündung)
- Lymphknotenschwellungen und Kopfschmerzen im Rahmen eines Infektes
- Kinderkrankheiten mit Hautausschlag (Masern, Röteln, Scharlach)

FRAUENMANTEL

Pharmazeut. Name:	Alchemillae herba
Botanischer Name:	Alchemilla vulgaris
Englischer Name:	Lady's mantle
Verwendete Teile:	Kraut
Geschmack:	bitter, adstringierend
Thermische Wirkung:	kalt
Organzuordnung:	Leber
Dosierung:	3–9 g

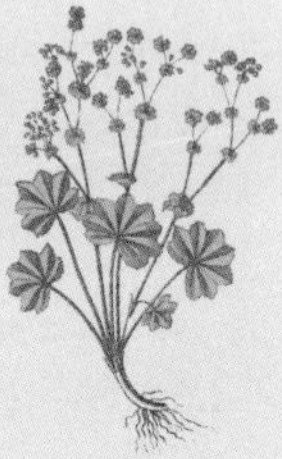

Abb. S. 122

Funktionen:

- Leitet Leber-Feuer und Hitze im Blut aus
- Stoppt Blutungen (wie Sanguisorbiae radix / Diyu und Sophorae flos / Huaihuami)
- Leitet Feuchte-Hitze im Dickdarm und in der Blase aus
- Wirkt Leber-Blut-Stagnation entgegen
- Tonisiert das Milz-Qi

Anwendung bei:

- Reizbarkeit, Unruhe, Insomnia (Schlaflosigkeit), Cephalea (Kopfschmerzen)
- Starken bzw. unregelmäßigen Monatsblutungen, Dysmenorrhoe (Schmerzen zur Zeit der Monatsblutung)
- Entzündungen im Becken: z.B. Zystitis (Blasenentzündung) mit gelbem oder sogar blutigem Harn
- Fluor vaginalis (Scheideninfektionen mit Ausfluss) (gelb)
- Blutungen (wie z.B. Epistaxis (Nasenbluten), ...)
- Nicht heilenden Wunden (innerliche und äußerliche Anwendung)
- Appetitlosigkeit, Müdigkeit

Anmerkung:

- Da Frauenmantel (Alchemillae herba) Uteruskontraktionen hervorrufen kann, sollte dieses Kraut während einer Gravidität (Schwangerschaft) nur mit äußerster Vorsicht eingesetzt werden!

FRAUENWURZEL

Pharmazeut. Name:	Caulophylli radix
Botanischer Name:	Caulophyllum thalictrioides
Englischer Name:	Blue cohosh
Verwendete Teile:	Wurzel
Geschmack:	bitter, leicht scharf, leicht süß
Thermische Wirkung:	warm
Organzuordnung:	Leber, Lunge, Blase
Dosierung:	3–9 g

Funktionen:

- Wirkt Leber-Qi-Stagnation entgegen (wie Cyperi rhizoma / Xiangfu)
- Leitet Feuchtigkeit im Unteren Erwärmer aus
- Wirkt äußerer Wind-Kälte entgegen
- Befreit die Oberfläche
- Leitet toxische Hitze aus

Anwendung bei:

- Während der letzten drei Schwangerschaftswochen und der Geburt
- Verstärkt Uteruskontraktionen, fördert die Rückbildung des Uterus nach der Geburt
- Dysmenorrhoe (Schmerzen zur Zeit der Monatsblutung)
- Cephalea (Kopfschmerzen), Müdigkeit
- Entzündungen der Finger und Zehen
- Akuten Muskel- und Gelenksschmerzen, Neuralgien (Nervenschmerzen)
- Fieber mit Abneigung gegen Kälte, Schüttelfrost und Nackensteifheit
- Akuten und chronischen Schmerzen, die wandern oder lokalisiert sind

GÄNSEFINGERKRAUT

Pharmazeut. Name:	Anserinae herba
Botanischer Name:	Potentilla anserina
Englischer Name:	Silverweed
Verwendete Teile:	Kraut
Geschmack:	adstringierend, leicht süß, bitter
Thermische Wirkung:	kühl
Organzuordnung:	Magen, Dickdarm
Dosierung:	3–9 g

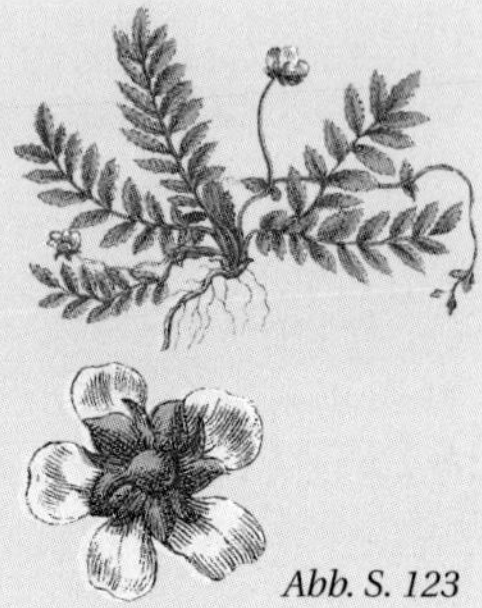

Abb. S. 123

Funktionen:

- Wirkt Qi- und Blut-Stagnation entgegen
- Leitet sowohl Feuchte-Kälte als auch Feuchte-Hitze aus
- Wirkt adstringierend
- Wirkt toxischer Hitze entgegen
- Hebt das Qi
- Tonisiert das Milz-Qi

Anwendung bei:

- Gastroenteritis (Entzündung des Magen-Darmtraktes)
- Rheumatischer Arthritis (Gelenksentzündung)
- Diabetes mellitus (Zuckerkrankheit)
- Zu starke Blutungen
- Fluor vaginalis (Scheideninfektionen mit Ausfluss)
- Inkontinenz (Unfähigkeit, den Harn zu halten), nächtliche Spermatorrhoe (unabsichtlicher Samenerguss)
- Uterusprolaps (Gebärmuttervorfall, Gebärmuttersenkung), Gastroptose (Magensenkung)
- Müdigkeit, Appetitlosigkeit, weichem Stuhl
- Spasmen (Krämpfe), Dysmenorrhoe (Schmerzen zur Zeit der Monatsblutung)

GARTENRAUTE

Pharmazeut. Name:	Rutae herba
Botanischer Name:	Ruta graveolens
Englischer Name:	Rue
Verwendete Teile:	Kraut
Geschmack:	scharf, bitter
Thermische Wirkung:	warm
Organzuordnung:	Leber, Nieren, Lunge, Dickdarm
Dosierung:	3–9 g

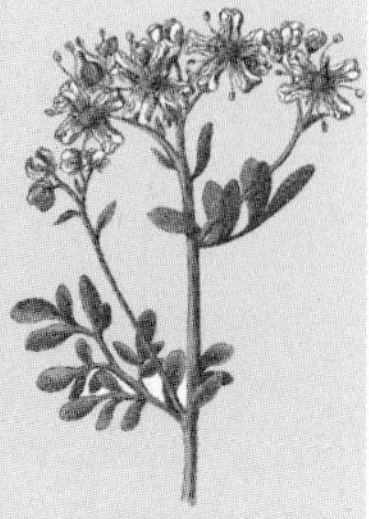

Abb. S. 123

Funktionen:

- Wirkt Leber-Qi-Stagnation entgegen
- Tonisiert und das Milz-Qi und -Yang
- Leitet Feuchtigkeit und Schleim in Lunge und Dickdarm aus
- Tonisiert und das Wei-Qi
- Beruhigt inneren Wind
- Stimuliert die Gebärmutter

Anwendung bei:

- Dysmenorrhoe (Schmerzen zur Zeit der Monatsblutung), Amenorrhoe (Ausbleiben der Monatsblutung)
- Obstipation (Verstopfung)
- Spasmen (Krämpfe), Tremor (Zittern)
- Asthma bronchiale (rezidivierend auftretende, krampfhafte Lungenerkrankung)
- Sehschwäche durch Muskelübermüdung und Überanstrengung
- Müdigkeit
- Äußerlich bei Rheuma, Hyperurikämie (Erhöhung der Harnsäurewerte) sowie bei Verletzungen (Knochenbrüche)

GERSTE

Pharmazeut. Name:	Hordei fructus germinatus (Chin.: Maiya)
Botanischer Name:	Hordeum vulgare
Englischer Name:	Barley sprout, malt
Verwendete Teile:	gekeimte Körner
Geschmack:	süß
Thermische Wirkung:	neutral
Organzuordnung:	Leber, Milz, Magen
Dosierung:	6–15 g

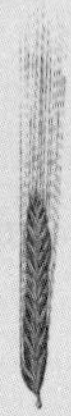

Abb. S. 123

Funktionen:

- Wirkt Lebensmittel-Stagnationen entgegen
- Tonisiert das Milz-Qi
- Wirkt Leber-Qi Stagnationen entgegen

Anwendung bei:

- Appetitmangel
- Völlegefühl
- Brustspannungen, Schmerzen in der Brust
- Laktoseintoleranz (Unverträglichkeit von Milchproteinen) bei Säuglingen
- Flankenschmerzen
- Meteorismus (Blähungen)
- Nausea (Brechreiz)
- Überschießender Laktation bzw. Abstillen

Anmerkung:

- Unterstützt besonders die Verdauung stärkehaltiger Nahrungsmittel

GEWÜRZNELKEN

Pharmazeut. Name:	Caryophylli flos (Chin.: Dingxiang)
Botanischer Name:	Syzygium aromaticum
Englischer Name:	Clove tree
Verwendete Teile:	Blüten
Geschmack:	scharf
Thermische Wirkung:	warm
Organzuordnung:	Nieren, Milz, Magen
Dosierung:	1–4 g

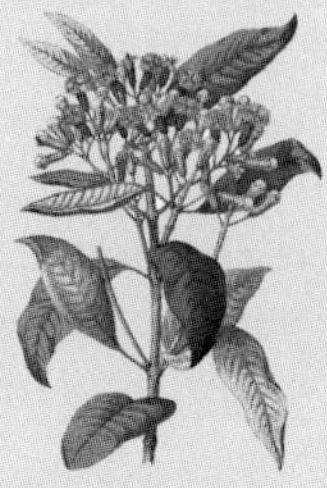

Abb. S. 130

Funktionen:

- Tonisiert das Nieren-Yang
- Vertreibt Magen-Kälte
- Wärmt den Mittleren Erwärmer
- Leitet rebellierendes Qi abwärts

Anwendung bei:

- Appetitmangel
- Nausea (Brechreiz)
- Singultus (Schluckauf)
- Diarrhoe (Durchfall) mit Resten unverdauter Nahrungsmittel im Stuhl
- Meteorismus (Blähungen)
- Atonie der Verdauungsorgane
- Libidomangel
- Fluor vaginalis (Scheideninfektionen mit Ausfluss)
- Chronischer Reizblase bzw. Zystitis (Blasenentzündung)

Anmerkung:

- Nicht bei Yin-Mangel verschreiben.

GINSENG

Pharmazeut. Name:	Ginseng radix (Chin.: Renshen)
Botanischer Name:	Panax ginseng
Englischer Name:	Ginseng
Verwendete Teile:	Wurzel
Geschmack:	süß, leicht bitter
Thermische Wirkung:	leicht warm
Organzuordnung:	Lunge, Milz
Dosierung:	1–9 g

Funktionen:

- Tonisiert das Yuan-Qi (Quellen-Qi)
- Tonisiert Lungen-, Milz- und Magen-Qi
- Tonisiert das Herz-Qi und -Yin
- Fördert die Bildung der Jinye (Körpersäfte)
- Beruhigt den Geist (Shen)

Anwendung bei:

- Allgemeiner Schwäche mit profusem Schwitzen, Dyspnoe (Kurzatmigkeit), Müdigkeit, leerem (xu) Puls
- Unruhe, Insomnia (Schlaflosigkeit), Palpitationen (Herzklopfen)
- Appetitlosigkeit, chronischem Diarrhoe (Durchfall)
- Uterusprolaps (Gebärmuttervorfall, Gebärmuttersenkung), Gastroptose (Magensenkung)
- Durstgefühl und Trockenheit der Schleimhäute (speziell nach fieberhaften Infekten und Diarrhoe (Durchfall))

Anmerkung:

- Nicht Patienten mit hohem Blutdruck verschreiben!
- Ginseng sollte in einem separaten Gefäß gekocht werden.
- Bei Rotem Ginseng (chinesisch: Hongshen) handelt es sich um dieselbe Pflanze, die mit Rotwein weiterverarbeitet wurde und daher wärmer und „yangiger“ ist.

GINSENGBLÄTTER

Pharmazeut. Name:	Ginseng folium
Botanischer Name:	Panax ginseng
Englischer Name:	Ginseng
Verwendete Teile:	Blätter
Geschmack:	bitter, leicht süß
Thermische Wirkung:	kühl
Organzuordnung:	Lunge, Magen
Dosierung:	3–6g

Funktionen:

- Nährt die Jinye (Körpersäfte)
- Leitet Sommer-Hitze aus
- Leitet Leere-Hitze aufgrund eines Yin-Mangels aus
- Tonisiert das Magen-Yin

Anwendung bei:

- Durst
- Grippe im Sommer
- Zahnschmerzen ohne erkennbare Ursache, Wachstumsschmerzen
- Chronischer Heiserkeit
- Hyperthyreose (Überfunktion der Schilddrüse)

GOLDRUTE

Pharmazeut. Name:	Solidaginis virgaureae herba
Botanischer Name:	Solidago virgaurea
Englischer Name:	Goldenrod
Verwendete Teile:	Kraut
Geschmack:	bitter
Thermische Wirkung:	kühl
Organzuordnung:	Niere, Blase, Lunge
Dosierung:	3–6 g

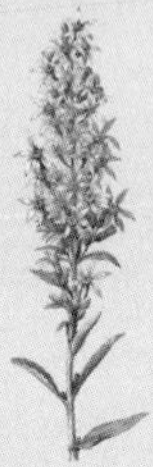

Abb. S. 124

Funktionen:

- Leitet Feuchtigkeit und Feuchtigkeits-Stagnationen aus (wie Artemisie herba / Yinchenhao)
- Wirkt Leber-Qi-Stagnation, speziell im Unteren Erwärmer, entgegen
- Leitet Feuchtigkeit und Schleim im Unteren Erwärmer aus
- Leitet toxische Hitze und Hitze im Blut aus

Anwendung bei:

- Akuter und chronischer Nephritis (Entzündung der Nieren), Zystitis (Blasenentzündung) mit krampfhaften Schmerzen
- Prostatahypertrophie (Vergrößerung der Vorsteherdrüse) und Prostatitis (Entzündung der Vorsteherdrüse)
- Nephrolithiasis (Nierensteine)
- Hypertonie (hoher Blutdruck)
- Morbus Crohn, Colitis ulcerosa (Entzündliche Darmerkrankung)

GRIESSWURZEL

Pharmazeut. Name:	Collinsoniae radix
Botanischer Name:	Collinsonia canadensis
Englischer Name:	Stoneroot, knobroot
Verwendete Teile:	Wurzel
Geschmack:	bitter, süß
Thermische Wirkung:	kühl
Organzuordnung:	Lunge, Herz, Magen, Blase
Dosierung:	3–9 g

Funktionen:

- Wirkt Leber-Blut-Stagnation entgegen
- Leitet Feuchte-Kälte im Dickdarm aus
- Leitet Feuchte-Kälte in Niere und Blase aus
- Leitet Feuchtigkeit in der Lunge aus
- Tonisiert das Milz-Qi
- Wirkt Leber-Qi-Stagnationen entgegen
- Beruhigt inneren Wind

Anwendung bei:

- Hämorrhoiden, Varizen (Krampfadern)
- Dysmenorrhoe (Schmerzen zur Zeit der Monatsblutung), PMS (Prämenstruelles Syndrom: Schmerzen vor der Monatsblutung)
- Asthma bronchiale, chronischer Bronchitis, Laryngitis (Halsentzündungen) (wie Chebulae fructus / Hezi)
- Zystitis (Blasenentzündung) mit schmerzhaftem, tropfenweisem Harnlassen
- Diarrhoe (Durchfall) mit wässrigem Stuhl, Müdigkeit, Appetitlosigkeit, Meteorismus (Blähungen)
- Fluor vaginalis (Scheideninfektionen mit Ausfluss)
- Spasmen (Krämpfe), Epilepsie, Tremor (Zittern), Vertigo (Drehschwindel)

GUNDELREBE

Pharmazeut. Name:	Hederae terrestris herba (= Glechoma herba)
Botanischer Name:	Glechomae hederacea
Englischer Name:	Ground ivy
Verwendete Teile:	Kraut
Geschmack:	scharf, leicht bitter
Thermische Wirkung:	warm
Organzuordnung:	Lunge, Dickdarm, Blase
Dosierung:	2–6 g

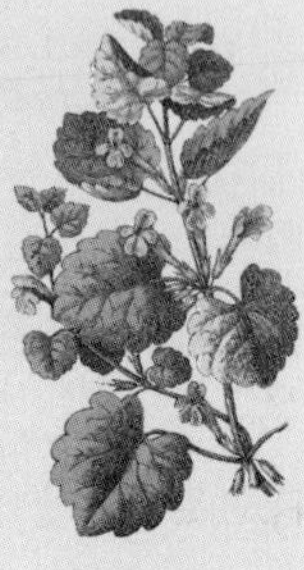

Abb. S. 124

Funktionen:

- Tonisiert das Lungen-Qi
- Wirkt Feuchtigkeit in der Lunge und im Unteren Erwärmer entgegen

Anwendung bei:

- Dyspnoe (Kurzatmigkeit)
- Bronchitis (Erkrankung der Atmungsorgane mit Husten und Auswurf), Asthma bronchiale (rezidivierend auftretende, krampfhafte Lungenerkrankung)
- Obstipation (Verstopfung)
- Fluor vaginalis (Scheideninfektionen mit Ausfluss) (weiß)
- Chronischer Zystitis (Blasenentzündung) bzw. Reizblase
- Nephrolithiasis (Nierensteine)
- Müdigkeit und Schweregefühl

HEIDELBEERE

Pharmazeut. Name:	Myrtilli fructus, folium
Botanischer Name:	Vaccinium myrtillus
Englischer Name:	Whortleberry, blueberry
Verwendete Teile:	Beere, Blätter
Geschmack:	sauer
Thermische Wirkung:	kühl
Organzuordnung:	Magen, Dickdarm, Lunge
Dosierung:	3–9 g

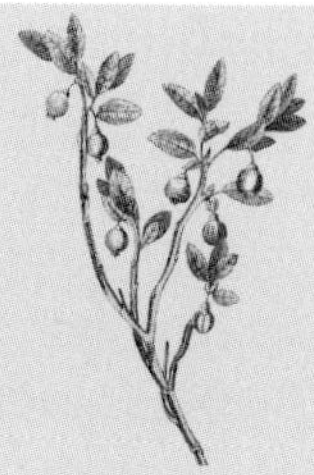

Abb. S. 124

Funktionen:

- Leitet Feuchte-Hitze im Yang Ming aus (wie Coptidis rhizoma / Huanglian)
- Hebt das Qi
- Leitet Hitze aus
- Wirkt Stagnation im Mittleren Erwärmer entgegen
- Tonisiert das Lungen-Qi
- Wirkt toxischer Hitze im Bereich der Haut entgegen

Anwendung bei:

- Chronischer Diarrhoe (Durchfall), Hämorrhoiden
- Morbus Crohn, Colitis ulcerosa (Entzündliche Darmerkrankung)
- Blutungen (speziell im Verdauungstrakt)
- Fluor vaginalis (Scheideninfektionen mit Ausfluss)
- Uterusprolaps (Gebärmuttervorfall, Gebärmuttersenkung), Gastroptose (Magensenkung)
- Diabetes mellitus II. (Altersdiabetes)

Anmerkung:

- Bei Magen-Kälte und Nieren-Yang-Mangel nicht zu viel verwenden!

HIMBEERBLÄTTER

Pharmazeut. Name:	Rubi idaei folium
Botanischer Name:	Rubus idaeus
Englischer Name:	Raspberry
Verwendete Teile:	Blätter
Geschmack:	adstringierend
Thermische Wirkung:	kühl
Organzuordnung:	Magen, Dickdarm, Lunge
Dosierung:	2–6 g

Funktionen:

- Leitet Feuchte-Hitze aus
- Wirkt Stagnation im Mittleren Erwärmer entgegen
- Stoppt Blutungen
- Wirkt toxischer Hitze entgegen

Anwendung bei:

- Übelriechendem Diarrhoe (Durchfall) (speziell bei Kindern)
- Fluor vaginalis (Scheideninfektionen mit Ausfluss (gelb)
- Verspäteter, klumpiger Monatsblutung
- Konjunctivitis (Bindehautentzündung), Aphten (Defekte der Mundschleimhaut), Laryngitis (Halsentzündungen)
- Uterusprolaps (Gebärmuttervorfall, Gebärmuttersenkung)
- Wirkt regulierend auf Gravidität (Schwangerschaft) und Geburt (vermindert die Gefahr einer Frühgeburt)
- Zu geringer Laktation

HIRTENTÄSCHEL

Pharmazeut. Name:	Bursae pastoris herba
Botanischer Name:	Capsella bursa-pastoris
Englischer Name:	Shepherd's purse
Verwendete Teile:	Kraut
Geschmack:	bitter, adstringierend, scharf
Thermische Wirkung:	kühl
Organzuordnung:	Niere, Blase, Leber, Dickdarm
Dosierung:	2–6 g

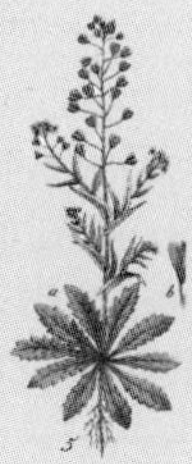

Abb. S. 124

Funktionen:

- Wirkt Blut-Stagnation im Unteren Erwärmer entgegen (wie Sanguisorbae radix / Diyu)
- Stoppt zu starke Blutungen
- Leitet Feuchte-Hitze im Unteren Erwärmer aus
- Leitet Feuchte-Hitze im Dickdarm aus
- Tonisiert das Herz-Qi
- Wirkt Leber-Qi-Stagnation im Mittleren Erwärmer entgegen

Anwendung bei:

- Hämorrhoiden
- Ovarialzysten (Eierstockzysten), Myomen
- Dysmenorrhoe (Schmerzen zur Zeit der Monatsblutung)
- Fluor vaginalis (Scheideninfektionen mit Ausfluss), Spermatorrhoe (unabsichtlicher Samenerguss)
- Gastroenteritis (Entzündung des Magen-Darmtraktes)
- Müdigkeit, spontanem Schwitzen, Palpitationen (Herzklopfen)
- Völlegefühl, Meteorismus (Blähungen)

HOHLZAHN, Ockergelber

Pharmazeut. Name:	Galeopsidis herba
Botanischer Name:	Galeopsis segetum
Englischer Name:	Hemp nettle
Verwendete Teile:	Kraut
Geschmack:	süß, bitter
Thermische Wirkung:	kühl
Organzuordnung:	Niere
Dosierung:	3–9 g

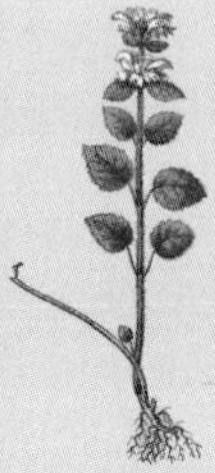

Abb. S. 130

Funktionen:

- Tonisiert das Lungen-Yin
- Tonisiert das Nieren-Yin
- Tonisiert das Magen-Yin
- Leitet mild Feuchtigkeit aus

Anwendung bei:

- Bronchitis (Erkrankung der Atmungsorgane mit Husten und Auswurf)
- TBC (Tuberkulose)
- Zahnschmerzen
- Osteoporose (verminderte Knochendichte)
- Akne
- Problemen bei der Wundheilung

HOLUNDER, Schwarzer (Blüten)

Pharmazeut. Name:	Sambuci flos
Botanischer Name:	Sambucus nigra
Englischer Name:	Elder
Verwendete Teile:	Blüten
Geschmack:	leicht scharf, süß, bitter
Thermische Wirkung:	kühl
Organzuordnung:	Lunge, Niere, Blase
Dosierung:	2–7 g

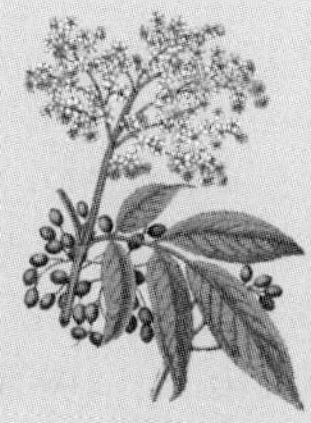

Abb. S. 135

Funktionen:

- Wirkt schweißtreibend bei äußerer Wind-Hitze (wie Arctii fructus / Niubangzi)
- Leitet Schleim und Feuchtigkeit aus
- Klärt Leere-Hitze
- Klärt Feuchte-Hitze in der Lunge und Blase
- Wirkt Flüssigkeits-Stagnationen entgegen

Anwendung bei:

- Laryngitis (Halsentzündungen)
- Bronchitis (Erkrankung der Atmungsorgane mit Husten und Auswurf)
- Chronischer Sinusitis (Entzündung der Nasennebenhöhlen) mit zähflussigem Nasensekret
- Husten mit viel Schleim
- Ödeme (Wasseransammlungen), Müdigkeit, Nausea (Brechreiz)
- Rheuma
- Beginn eines Infektes mit Halsschmerzen, Fieber, Reizbarkeit
- Problemen beim Stillen

HOLUNDER, Schwarzer (Rinde)

Pharmazeut. Name:	Sambuci cortex
Botanischer Name:	Sambucus nigra
Englischer Name:	Elder
Verwendete Teile:	Rinde
Geschmack:	bitter, scharf, trocken
Thermische Wirkung:	warm
Organzuordnung:	Leber, Niere, Dickdarm
Dosierung:	2–5 g

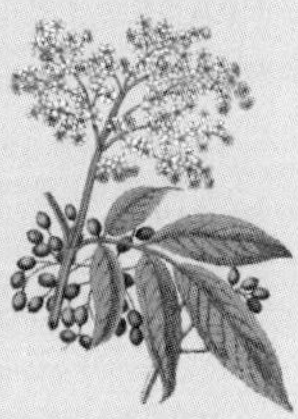

Abb. S. 135

Funktionen:

- Leitet Feuchtigkeit aus
- Wirkt Flüssigkeits-Stagnationen entgegen
- Wirkt Qi-Stagnationen entgegen

Anwendung bei:

- Ödeme (Wasseransammlungen)
- Nausea (Brechreiz)
- Nephritis (Entzündung der Nieren)
- Arthritis (Gelenksentzündung), Muskel- und Gelenksrheuma
- Obstipation (Verstopfung)

HOPFEN

Pharmazeut. Name:	Lupuli strobulus
Botanischer Name:	Humulus lupulus
Englischer Name:	Hop
Verwendete Teile:	(weibliche) Blüte
Geschmack:	bitter, leicht adstringierend, scharf
Thermische Wirkung:	kühl
Organzuordnung:	Herz, Leber, Niere, Magen, Blase
Dosierung:	1–3 g

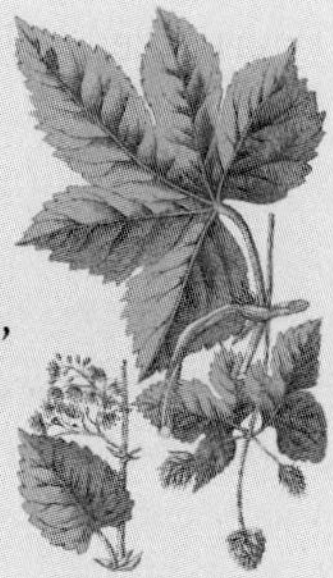

Abb. S. 125

Funktionen:

- Klärt Hitze
- Beruhigt Shen (Geist)
- Nährt Nieren- und Herz-Yin
- Klärt Magen-Feuer
- Wirkt Leber-Qi-Stagnation im Mittleren Erwärmer entgegen
- Wirkt bei Problemen der Shao Yin Achse: Herz-Feuer in Kombination mit einem Nieren-Yin-Mangel
- Leitet Feuchte-Hitze im Bereich der Haut aus

Anwendung bei:

- Insomnia (Schlaflosigkeit), Unruhe, Palpitationen (Herzklopfen), Fieber am Nachmittag
- Nervösen Erregungszuständen
- Frühzeitiger Ejakulation (Samenerguss)
- Furunkeln, Abszessen…
- Zu starker Libido, Priapismus (Schmerzhafte, zu lange bestehende Erektion des Mannes), Spermatorrhoe (unabsichtlicher Samenerguss)
- Chronischer leicht erhöhter Temperatur wegen eines Yin-Mangels (wie Scutellariae radix / Huangqin)
- Blasenreizungen, Zystitis (Blasenentzündung)

HORTENSIE

Pharmazeut. Name:	Hydrangea rhizoma
Botanischer Name:	Hydrangea macrophylla
Englischer Name:	Tree like hydrangea, seven barks
Verwendete Teile:	Wurzelstock
Geschmack:	scharf, süß
Thermische Wirkung:	neutral
Organzuordnung:	Niere, Blase, Leber, Lunge
Dosierung:	3–6 g

Funktionen:

- Leitet Feuchtigkeit aus (wie Acanthopanacis radix / Wujiapi)
- Wirkt toxischer Hitze entgegen
- Tonisiert das Nieren-Qi
- Weicht Lin (Verhärtungen und Steine) auf
- Leitet Feuchte-Hitze in der Blase aus

Anwendung bei:

- Lokalen oder generellen Ödemen (Wasseransammlungen)
- Zystitis (Blasenentzündung) mit Schmerzen und Hämaturie (Blut im Harn)
- Nephrolithiasis (Nierensteine), Cholezystolithiasis (Gallensteine)
- Prostatahypertrophie (Vergrößerung der Vorsteherdrüse)
- Inkontinenz (Unfähigkeit, den Harn zu halten)
- Arteriosklerose
- Arthritis (Gelenksentzündung)

HUFLATTICH

Pharmazeut. Name:	Tussilaginis folium, flos
Botanischer Name:	Tussilago farfara
Englischer Name:	Coltsfoot, coughwort
Verwendete Teile:	Blätter, Blüten
Geschmack:	süß
Thermische Wirkung:	warm
Organzuordnung:	Lunge, Dickdarm
Dosierung:	3–6 g

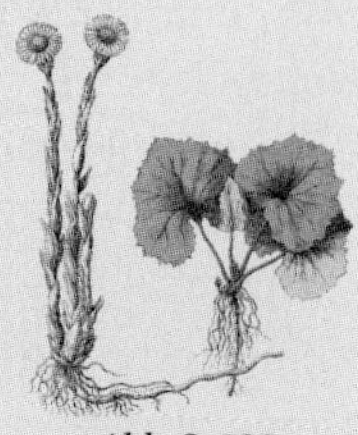

Abb. S. 125

Funktionen:

- Tonisiert das Lungen-Qi und -Yin
- Wirkt Shen (Geist) beruhigend
- Tonisiert das Dickdarm-Yin
- Wirkt Schleim-Stagnationen der Lunge entgegen
- Wirkt toxischer Hitze entgegen

Anwendung bei:

- Asthma bronchiale (rezidivierend auftretende, krampfhafte Lungenerkrankung), Bronchitis (Erkrankung der Atmungsorgane mit Husten und Auswurf), Laryngitis (Halsentzündungen)
- Nachtschweiß, Fieber am Abend
- Obstipation (Verstopfung)
- Unruhe und Einschlafproblemen
- Äußerliche Anwendung bei Ulcus cruris (Hautdefekt im Beinbereich) und Phlebitis (Venenentzündungen)
- Äußerliche Anwendung bei entzündlichen und nässenden Dermatosen (Hauterkrankungen)

Anmerkung:

- Huflattich darf in Österreich wegen der enthaltenen Pyrrolizidin-Alkoloide nicht verkauft werden.

IMMERGRÜN

Pharmazeut. Name:	Vincae (minoris) folium
Botanischer Name:	Vinca minor
Englischer Name:	Common periwinkle
Verwendete Teile:	Blätter
Geschmack:	adstringierend
Thermische Wirkung:	kalt
Organzuordnung:	Lunge, Dickdarm
Dosierung:	3–6 g

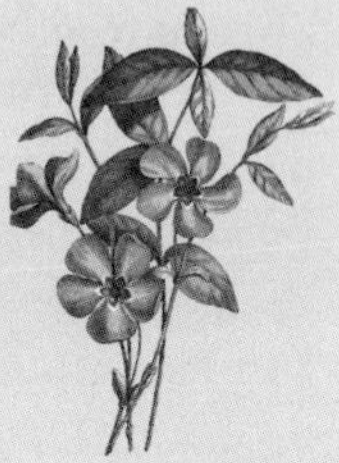

Abb. S. 125

Funktionen:

- Tonisiert das Lungen-Yin
- Wirkt Blutungen bei Blut-Hitze entgegen
- Leitet Feuchte-Hitze im Dickdarm aus
- Leitet Feuchte-Hitze im Bereich der Haut aus

Anwendung bei:

- Epistaxis (Nasenbluten), blutigem Sputum
- Zu starken Uterusblutungen
- Chronischer Bronchitis (Erkrankung der Atmungsorgane mit Husten und Auswurf)
- Struma (Vergrößerung der Schilddrüse) (auch als Umschlag äußerlich verwendet)
- Diarrhoe (Durchfall)
- Tonsillitis (Mandelentzündung)
- Ekzemen (Entzündungen der Haut), mit übel riechendem, dickflüssigem Sekret, speziell im Kopfbereich

INGWER

Pharmazeut. Name:	Zingiber officinalis rhizoma (Chin.: Shengjiang)
Botanischer Name:	Zingiber officinalis
Englischer Name:	Ginger
Verwendete Teile:	Wurzelstock
Geschmack:	scharf
Thermische Wirkung:	warm
Organzuordnung:	Lunge, Milz, Magen
Dosierung:	3–12 g

Funktionen:

- Öffnet die Oberfläche und vertreibt Wind-Kälte
- Wärmt den Mittleren Erwärmer
- Vermindert die toxische Wirkung anderer Kräuter (z. B. von Aconiti radix lateralis / Fuzi)
- Wirkt einer Umkehrung des Magen-Qi entgegen
- Vertreibt Kälte und stoppt Husten
- Tonisiert das Wei-Qi bei Patienten, die bei einem Infekt schwitzen, ohne dass eine Verbesserung eintritt

Anwendung bei:

- Infektionen, bei denen der Patient nicht schwitzt, aber eine Kälteaversion hat
- Appetitmangel, Übelkeit, Nausea (Brechreiz)
- Meteorismus (Blähungen)
- Lebensmittelvergiftungen
- Akonitvergiftung
- Chronischem Husten mit weißem Sputum

Anmerkung:

- Die Haut des Wurzelstocks (Zingiberis cortex rhizoma) wirkt harntreibend und wird bei Ödeme (Wasseransammlungen) verwendet.

ISLÄNDISCHES MOOS

Pharmazeut. Name:	Lichen Islandicus
Botanischer Name:	Cetraria islandica
Englischer Name:	Iceland moss
Verwendete Teile:	ganze Pflanze
Geschmack:	süß, bitter
Thermische Wirkung:	warm
Organzuordnung:	Lunge
Dosierung:	2–6 g

Funktionen:

- Tonisiert das Lungen-Qi und -Yin
- Wirkt als Expektorans
- Wirkt einer Umkehrung des Magen-Qi entgegen
- Tonisiert das Milz-Qi
- Tonisiert das Blut
- Nährt Jinye (Körpersäfte)

Anwendung bei:

- Müdigkeit, spontanen Schweißausbrüchen, Schwäche mit schleimigem Sputum
- Nachtschweiß
- Anämie (Blutmangel)
- Erschöpfungszuständen
- TBC (Tuberkulose), Pseudokrupp, Pneumonie (Lungenentzündung), Bronchitis (Erkrankung der Atmungsorgane mit Husten und Auswurf)
- Gastritis (Entzündung der Magenschleimhaut), Ulcus duodeni (Zwölffingerdarmgeschwür)
- Allgemeiner Trockenheit der Schleimhäute

Anmerkung:

- Wegen des bitteren Geschmacks nicht zu hoch dosieren und Honig dazugeben.

JASMIN

Pharmazeut. Name:	Jasmini flos
Botanischer Name:	Jasminum officinale
Englischer Name:	Jasmine
Verwendete Teile:	Blüten
Geschmack:	scharf, leicht süß
Thermische Wirkung:	warm
Organzuordnung:	Leber, Niere
Dosierung:	2–6 g

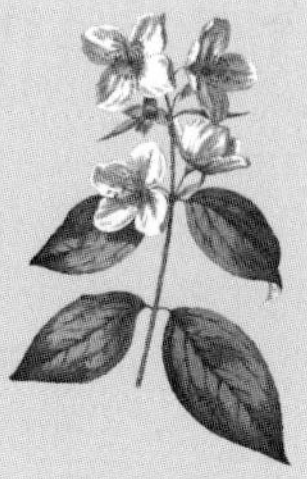

Abb. S. 125

Funktionen:

- Wirkt Shen (Geist) beruhigend
- Wirkt der Diagnose „Schleim verlegt die Herzkanäle" entgegen
- Tonisiert das Milz- und Nieren-Yang
- Vertreibt Kälte im Unteren Erwärmer und in der Leber
- Wirkt Leber-Qi-Stagnation im Mittleren Erwärmer entgegen
- Wirkt Schleim-Kälte in der Lunge entgegen

Anwendung bei:

- Depressionen
- Dysmenorrhoe (Schmerzen zur Zeit der Monatsblutung)
- Cephalea (Kopfschmerzen), Neuralgien (Nervenschmerzen), speziell Trigeminusneuralgien
- Rückenschmerzen
- Libidomangel, Reizblase
- Müdigkeit, Schwäche, Reizbarkeit
- Diarrhoe (Durchfall), Schmerzen im Abdomen
- Laryngitis (Halsentzündungen), Husten

JOHANNISKRAUT

Pharmazeut. Name:	Hyperici herba
Botanischer Name:	Hypericum perforatum
Englischer Name:	Saint Johnswort, hardhay
Verwendete Teile:	Kraut
Geschmack:	bitter
Thermische Wirkung:	kalt
Organzuordnung:	Niere, Herz, Leber
Dosierung:	2–6 g

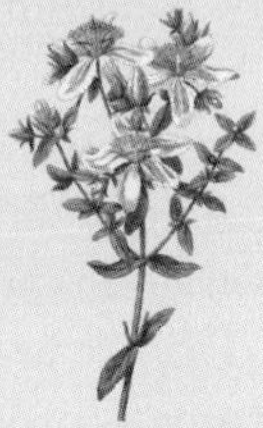

Abb. S. 126

Funktionen:

- Wirkt der Diagnose „Schleim verlegt die Herzkanäle“ entgegen
- Bringt den Inhalt des Hun an die Oberfläche
- Nährt Herz- und Nieren-Yin
- Wirkt Leber-Qi-Stagnation entgegen
- Wirkt Shen (Geist) beruhigend

Anwendung bei:

- Verstimmung, Depressionen
- Schädigung der Nervensubstanz nach Verletzungen
- Neuralgien (Nervenschmerzen), speziell Trigeminusneuralgien
- Unruhe, Angstzuständen, Insomnia (Schlaflosigkeit)
- PMS (Prämenstruelles Syndrom: Schmerzen vor der Monatsblutung), Dysmenorrhoe (Schmerzen zur Zeit der Monatsblutung), Endometritis (Entzündung der Gebärmutterschleimhaut)
- Enuresis (nächtliches Wasserlassen)
- Lumboischialgie (Rückenschmerzen), Hyperurikämie (Erhöhung der Harnsäurewerte)
- Äußerlich bei Verbrennungen, juckenden, schlecht heilenden Wunden, Ulcus cruris (Hautdefekt im Beinbereich), Sonnenbrand
- Äußerlich bei Schmerzen und Herpes labialis (Fieberblasen)

Anmerkung:

- Wirkungseintritt erst nach 2–3 Wochen.
- Patienten sollten sich nicht zu stark dem Sonnenlicht aussetzen.
- Eine mögliche Nebenwirkung ist Lichtempfindlichkeit.

KALMUS

Pharmazeut. Name:	Calami radix
Botanischer Name:	Acorus calamus
Englischer Name:	Sweet flag
Verwendete Teile:	Wurzelstock
Geschmack:	bitter
Thermische Wirkung:	kalt
Organzuordnung:	Magen, Gallenblase
Dosierung:	2–6 g

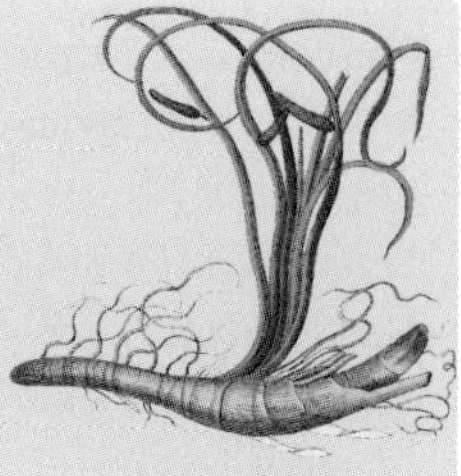
Abb. S. 126

Funktionen:

- Wirkt harmonisierend im Bereich des Mittleren Erwärmer
- Wandelt Feuchtigkeit und Schleim um
- Beruhigt Shen (Geist)
- Wirkt Qi-Stagnation entgegen
- Wirkt toxischer Hitze entgegen
- Vertreibt Wind-Kälte-Feuchtigkeits (Bi-Syndrom)
- Leitet mild Feuchtigkeit aus

Anwendung bei:

- Appetitlosigkeit, Völlegefühl
- Meteorismus (Blähungen), Gastroenteritis (Entzündung des Magen-Darmtraktes), Koliken (krampfhafte Schmerzen) im Verdauungstrakt
- Zystitis (Blasenentzündung)
- Ikterus (Gelbsucht)
- Magenkrebs

  Äußerlich bei
- Rheuma
- Hyperurikämie (Erhöhung der Harnsäurewerte)
- Traumen (Verletzungen)

KAMPFERBAUM

Pharmazeut. Name:	Camphorae oleum
Botanischer Name:	Cinnamomum camphora
Englischer Name:	Camphor tree
Verwendete Teile:	Ätherische Öle
Geschmack:	scharf, bitter
Thermische Wirkung:	warm
Organzuordnung:	Herz, Lunge, Niere
Dosierung:	1–3 g

Funktionen:

- Tonisiert das Herz-Yang
- Tonisiert das Yang bei einem Yang-Kollaps
- Vertreibt äußere Wind-Kälte
- Wirkt Qi-Stagnation entgegen
- Tonisiert das Milz-Yang
- Vertreibt Feuchte-Kälte im Kopfbereich

Anwendung bei:

- Müdigkeit, kalten Extremitäten, Druckgefühl im Bereich des Thorax
- Depressionen
- Ohnmacht, Kollaps
- Schüttelfrost, Laryngitis (Halsentzündungen) mit Fieber
- Zystitis (Blasenentzündung), Anurie (Harnverhalten)
- Irregulärer Monatsblutung, PMS (Prämenstruelles Syndrom: Schmerzen vor der Monatsblutung)
- Äußerliche Anwendung bei Kältegefühl und Lähmungserscheinungen

KARDAMOM

Pharmazeut. Name:	Cardamomi fructus
Botanischer Name:	Elettaria cardamomum
Englischer Name:	Cardamom
Verwendete Teile:	Samen
Geschmack:	scharf, aromatisch
Thermische Wirkung:	warm
Organzuordnung:	Lunge, Milz, Magen, Dünndarm
Dosis:	3–6 g

Funktionen:

- Tonisiert das Milz-Yang
- Wirkt Feuchte-Kälte entgegen
- Wirkt aromatisch
- Regt die Trennungsfunktion des Dünndarm an
- Leitet rebellierendes Qi abwärts
- Wandelt Feuchtigkeit und Schleim um
- Wirkt Qi-Stagnation entgegen

Anwendung bei:

- Druckgefühl im Bereich des Thorax, Appetitlosigkeit, dicker Zungenbelag
- Nausea (Brechreiz)
- Schweregefühl
- Hypothyreose (Unterfunktion der Schilddrüse)
- Adipositas (Übergewicht)

KIEFER

Pharmazeut. Name:	Pini turiones, aetheroleum
Botanischer Name:	Pinus sylvestris
Englischer Name:	Wild pine, fir tree
Verwendete Teile:	Nadeln, Zweigspitzen
Geschmack:	scharf, bitter
Thermische Wirkung:	warm
Organzuordnung:	Lunge, Niere, Blase
Dosierung:	3–6 g

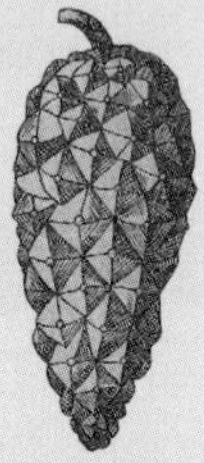

Abb. S. 126

Funktionen:

- Wirkt Feuchte-Kälte und Schleim in der Lunge entgegen
- Tonisiert das Nieren-Yang
- Wirkt toxischer Hitze entgegen
- Wirkt Schleim-Stagnationen entgegen

Anwendung bei:

- Chronischer Bronchitis (Erkrankung der Atmungsorgane mit Husten und Auswurf), Pneumonie (Lungenentzündung)
- Chronischer Zystitis (Blasenentzündung)
- Impotenz, Libidomangel
- Lymphknotenschwellungen
- Cholezystolithiasis (Gallensteine)
- Neuralgien (Nervenschmerzen), Hyperurikämie (Erhöhung der Harnsäurewerte) (als Bäder)
- Dermatitis (Entzündung der Haut)
- Äußerlich bei nässenden Dermatosen (Hauterkrankungen) und rheumatischen Prozessen

Anmerkung:

- Als ätherisches Öl 3–5 Tropfen in warmen Wasser, oder auch als Dekokt.

KLETTENLABKRAUT

Pharmazeut. Name:	Galii aparinis herba
Botanischer Name:	Galium aparine
Englischer Name:	Cleavers
Verwendete Teile:	Kraut
Geschmack:	bitter, salzig
Thermische Wirkung:	kühl
Organzuordnung:	Leber, Blase
Dosierung:	2–6 g

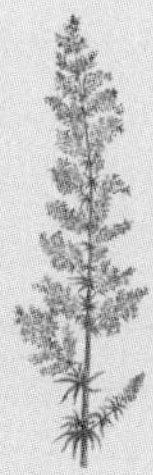
Abb. S. 127

Funktionen:

- Wirkt toxischer Hitze entgegen (wie Forsythiae fructus / Lianjiao)
- Wirkt Qi-Stagnation in Blase und Dickdarm entgegen
- Wirkt Blut-Stagnation entgegen
- Tonisiert das Leber-Blut
- Wirkt Schleim-Stagnationen entgegen
- Leitet Feuchte-Hitze in der Blase aus

Anwendung bei:

- Ekzemen (Entzündungen der Haut), Psoriasis (Schuppenflechte), Akne
- Schmerzen unter dem Rippenbogen, Nausea (Brechreiz), Ikterus (Gelbsucht)
- Zystitis (Blasenentzündung) mit Schmerzen und gelbem Harn, Nephrolithiasis (Nierensteine)
- Ödeme (Wasseransammlungen)
- Geschwollenen Lymphknoten
- Äußerlich bei karzinomatösen Hauterkrankungen

KNOBLAUCH

Pharmazeut. Name:	Allii sativi bulbus (Chin.: Xiebai)
Botanischer Name:	Allium sativum
Englischer Name:	Common garlic
Verwendete Teile:	Zwiebel
Geschmack:	scharf, leicht süß
Thermische Wirkung:	warm
Organzuordnung:	Lunge, Dickdarm, Milz, Leber, Herz
Dosierung:	2–6 g

Funktionen:

- Vertreibt Wind-Kälte und Feuchtigkeit
- Tonisiert das Yang
- Vertreibt Schleim-Kälte und Stagnation in Lunge und Dickdarm
- Wirkt Flüssigkeits-Stagnationen entgegen
- Tonisiert das Herz- und Lungen-Qi
- Leitet Schleim und Stagnation auf Grund eines Mangels aus
- Eignet sich zum Ausleiten von Feuchte-Hitze, die auf Grund von Kälte entsteht

Anwendung bei:

- Lokalen und systemischen Infektionen wie z. B. Bronchitis (Erkrankung der Atmungsorgane mit Husten und Auswurf), Diarrhoe (Durchfall), Dyphterie, TBC (Tuberkulose)
- Äußeren Wind-Kälte-Infektionen mit Schüttelfrost, Nackenschmerzen, jedoch ohne Fieber
- Husten mit weißem Schleim, Druckgefühl im Bereich des Thorax
- Kältegefühl, Palpitationen (Herzklopfen), kalten Extremitäten, Vertigo (Drehschwindel)
- Müdigkeit, Depression, Schwäche, Dyspnoe (Kurzatmigkeit)
- Akuter und chronischer Gastroenteritis (Entzündung des Magen-Darmtraktes)
- Arteriosklerose (Aufpassen: Nicht für Patienten mit Feuchte-Hitze in der Galle)

- Vorbeugend bei viralen und bakteriellen Infekten
- Wundheilungsstörungen

Anmerkung:

- Patienten mit Yin-Mangel bzw. während der Gravidität (Schwangerschaft) sollten Knoblauch nur mit Vorsicht einnehmen.

KNOTENBRAUNWURZ (Knotige Braunwurz)

Pharmazeut. Name:	Scrophulariae herba
Botanischer Name:	Scrophularia nodosa
Englischer Name:	Fig wort
Verwendete Teile:	Kraut
Geschmack:	bitter, leicht scharf
Thermische Wirkung:	kühl
Organzuordnung:	Niere, Dickdarm, Herz
Dosierung:	2–6 g

Funktionen:

- Wirkt toxischer Hitze entgegen
- Leitet Feuchte-Hitze, speziell im Bereich der Haut, aus
- Wirkt Leber-Qi-Stagnation entgegen
- Tonisiert das Herz-Qi
- Wirkt Qi-Stagnation im Unteren Erwärmen entgegen

Anwendung bei:

- Hautproblemen (Entzündungen der Haut), Scabies, Abszessen, Karbunkeln, speziell im Gesichtsbereich
- Arthritis (Gelenksentzündung)
- Lymphadenitis (Entzündung der Lymphbahnen), Lymphknotenschwellungen
- Mastitis (Brustdrüsenentzündung), Orchitis (Hodenentzündung), Erysipel (Rotlauf)
- Dysmenorrhoe (Schmerzen zur Zeit der Monatsblutung), Plazentaretention (Nicht Lösen des Mutterkuchens)
- Chronischer Obstipation (Verstopfung)
- Hämorrhoiden
- Druckgefühl im Bereich des Thorax und Palpitationen (Herzklopfen
- Wundheilungsstörungen

Anmerkung:

- Die chinesische Scrophulariae ningpoensis / Xuanshen wirkt ebenfalls toxischer Hitze entgegen. Die westliche Pflanze kann jedoch im Unterschied zur chinesischen nicht zur Behandlung von Blut-Hitze und Blut-Stagnation sowie eines Yin-Mangels eingesetzt werden.

KÖNIGSKERZE

Pharmazeut. Name:	Verbasci flos, folium
Botanischer Name:	Verbascum phlomoides, densiflorum
Englischer Name:	Mullein
Verwendete Teile:	Blüte, Blatt
Geschmack:	bitter, süß
Thermische Wirkung:	kühl
Organzuordnung:	Lunge
Dosierung:	2–6 g

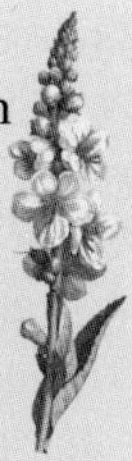

Abb. S. 127

Funktionen:

- Nährt das Lungen-Yin
- Klärt Hitze in der Lunge
- Leitet Schleim-Stagnation in der Lunge aus

Anwendung bei:

- Chronischer Bronchitis (Erkrankung der Atmungsorgane mit Husten und Auswurf) mit zähflüssigem Schleim, Asthma bronchiale (rezidivierend auftretende, krampfhafte Lungenerkrankung)
- Laryngitis (Halsentzündungen)
- Keuchhusten
- Fieberhaften Infekten
- Hämorrhoiden
- Neuralgien (Nervenschmerzen) (z.B. Trigeminusneuralgien), speziell nach fieberhaften Infekten
- Ohrenschmerzen, Schwerhörigkeit, Tinnitus (Ohrensausen)
- Äußerlich bei Akne, Neurodermitis, nässenden Dermatosen (Hauterkrankungen)

LAVENDEL

Pharmazeut. Name:	Lavandulae flos
Botanischer Name:	Lavandula angustifolia
Englischer Name:	Lavender
Verwendete Teile:	Blüten
Geschmack:	leicht bitter, scharf
Thermische Wirkung:	kühl
Organzuordnung:	Leber, Magen, Herz
Dosierung:	2–6 g

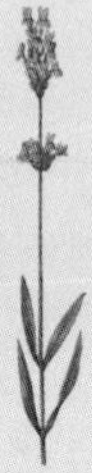

Abb. S. 127

Funktionen:

- Wirkt Hitze entgegen
- Beruhigt Yang
- Wirkt mild schweißtreibend
- Leitet Feuchte-Hitze aus
- Wirkt Qi-Stagnation entgegen

Anwendung bei:

- Unruhe, Angst, Palpitationen (Herzklopfen)
- Taiyang-Infektionen mit Nackenschmerzen, Cephalea (Kopfschmerzen), Halsschmerzen und Schüttelfrost
- Konjunctivitis (Bindehautentzündung), Dermatitis (Entzündung der Haut)
- Migräne (anfallsweise, seitliche Kopfschmerzen)
- Emotionaler Anspannung, Vertigo (Drehschwindel)
- Insomnia (Schlaflosigkeit)
- Spasmen (Krämpfe)
- Schmerzen

LIEBSTÖCKEL

Pharmazeut. Name:	Levistici radix
Botanischer Name:	Levisticum officinale
Englischer Name:	Lovage
Verwendete Teile:	Wurzel und Samen
Geschmack:	leicht bitter, süß, scharf
Thermische Wirkung:	warm
Organzuordnung:	Magen, Dickdarm, Leber, Niere
Dosierung:	2–6 g

Funktionen:

- Wirkt Kälte und Stagnation im Mittleren Erwärmer entgegen (wie Atractylodes macro. rhizoma / Baizhu)
- Leitet Feuchte-Kälte im Unteren Erwärmer aus
- Wirkt Feuchte-Kälte im Mittleren Erwärmer, die wegen einer Leber-Qi-Stagnation entstanden ist, entgegen
- Löst Lin (Verhärtungen und Steine) auf
- Wirkt Magen-Kälte entgegen

Anwendung bei:

- Müdigkeit, Nausea (Brechreiz)
- Dysmenorrhoe (Schmerzen zur Zeit der Monatsblutung)
- Amenorrhoe (Ausbleiben der Monatsblutung)
- Fluor vaginalis (Scheideninfektionen mit Ausfluss) (weiß)
- Zystitis (Blasenentzündung), Pyelonephritis (Entzündung des Nierenbeckens)
- Appetitlosigkeit, Druckgefühl im Bauch
- Schwellungen und Ödeme (Wasseransammlungen), speziell der Beine
- Meteorismus (Blähungen)

LINDENBLÜTEN

Pharmazeut. Name:	Tiliae flos
Botanischer Name:	Tilia cordata Tilia platyphyllos
Englischer Name:	Lime
Verwendete Teile:	Blüten
Geschmack:	scharf, süß
Thermische Wirkung:	kühl
Organzuordnung:	Lunge, Herz, Niere
Dosierung:	3–9 g

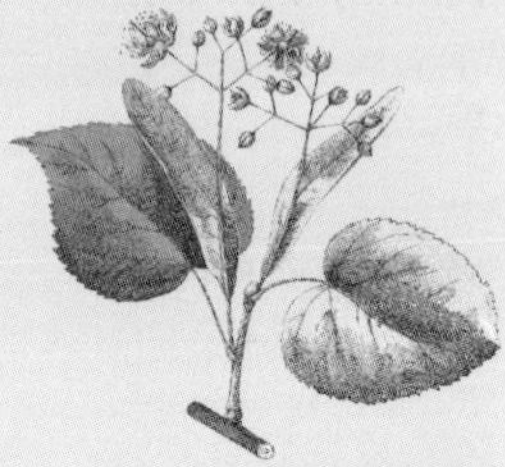

Abb. S. 127

Funktionen:

- Wirkt mild schweißtreibend
- Vertreibt äußere Wind-Hitze
- Kühlt Hitze
- Leitet Schleim in der Lunge aus (wie Mori albae folium / Sangye)
- Wirkt beruhigend
- Wirkt Qi-Stagnation entgegen
- Wirkt aufsteigendem Leber-Yang und innerem Wind entgegen
- Wirkt Stagnationen auf Grund von Blut-Hitze entgegen

Anwendung bei:

- Beginn eines Infektes mit Unruhe, Reizbarkeit …
- Laryngitis (Halsentzündungen)
- Husten mit gelbem Sputum
- Cephalea (Kopfschmerzen), Tinnitus (Ohrensausen)
- Reizbarkeit
- Palpitationen (Herzklopfen), Unruhe, Angst
- Spasmen (Krämpfe), Epilepsie
- Fieber

LÖWENZAHN

Pharmazeut. Name:	Taraxaci herba cum radix (Chin.: Pugongyin)
Botanischer Name:	Taraxacum officinale
Englischer Name:	Dandelion
Verwendete Teile:	Kraut und Wurzel
Geschmack:	bitter, süß
Thermische Wirkung:	kalt
Organzuordnung:	Leber, Magen
Dosierung:	3–9 g

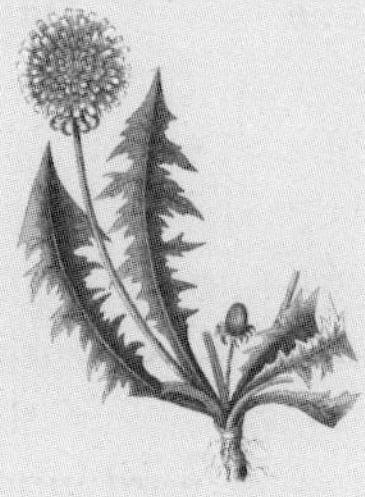

Abb. S. 128

Funktionen:

- Klärt Hitze und kühlt toxische Hitze
- Leitet Feuchte-Hitze aus
- Wirkt Qi-Stagnation entgegen
- Wirkt aufsteigendem Leber-Yang entgegen
- Kühlt Leber-Feuer
- Tonisiert das Milz-Qi (niedrig dosiert)

Anwendung bei:

- Konjunctivitis (Bindehautentzündung) mit roten, geschwollenen Augen
- Abszessen und Knoten, speziell in der Brust und im Verdauungstrakt
- Problemen beim Stillen wegen zu viel Hitze
- Ikterus (Gelbsucht), Hepatitis (Entzündung der Leber)
- Cholezystitis (Gallenblasenentzündung), Cholezystolithiasis (Gallensteine), Nephrolithiasis (Nierensteine)
- Hämorrhoiden
- Schmerzhafte Zystitis (Blasenentzündung), Prostatitis (Entzündung der Vorsteherdrüse)
- Appetitmangel, Müdigkeit
- Neurodermitis
- Diabetes mellitus (Zuckerkrankheit)

LUNGENKRAUT

Pharmazeut. Name:	Pulmonariae herba
Botanischer Name:	Pulmonaria officinalis
Englischer Name:	Lungwort
Verwendete Teile:	Kraut
Geschmack:	süß
Thermische Wirkung:	kühl
Organzuordnung:	Lunge, Dickdarm
Dosierung:	3–9 g

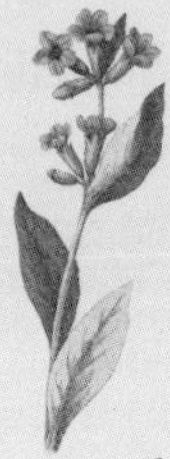

Abb. S. 128

Funktionen:

- Tonisiert das Lungen-Yin
- Eignet sich für die Behandlung eines „Pathogenen Erregers“im Bereich des Wei-Fen
- Wirkt schweißtreibend
- Stoppt Blutungen bei Blut-Hitze
- Wirkt Herz-Feuer entgegen

Anwendung bei:

- Unruhe, Palpitationen (Herzklopfen)
- Hämorrhoiden
- Trockenem Husten, Pseudokrupp
- TBC (Tuberkulose)
- Blutigem Sputum

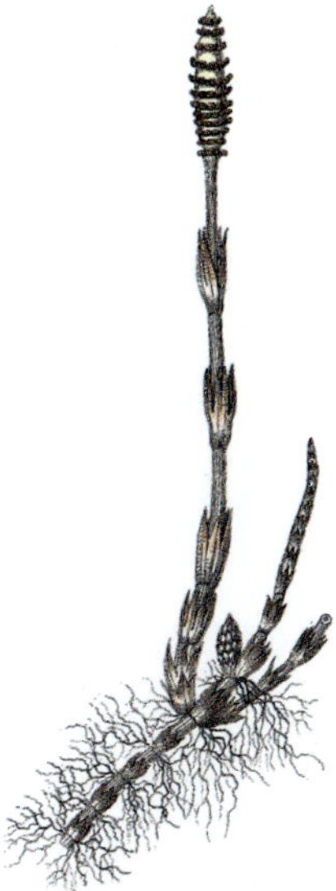

ACKERSCHACHTELHALM
(Zinnkraut) Seite 38

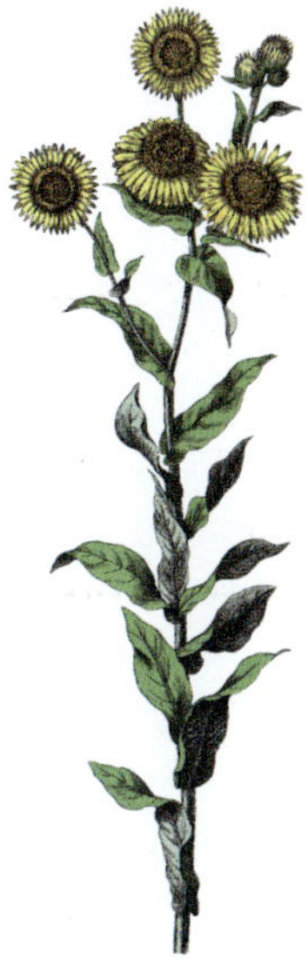

ALANT, ECHTER – Seite 39
ALANBLÜTEN – Seite 40

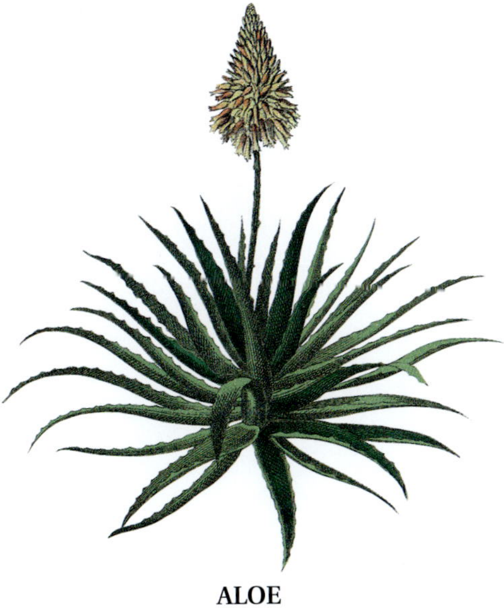

ALOE
Seite 41

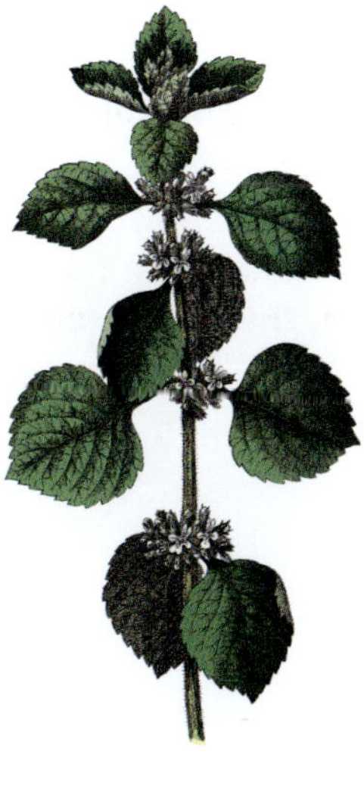

ANDORN, WEISSER
Seite 42

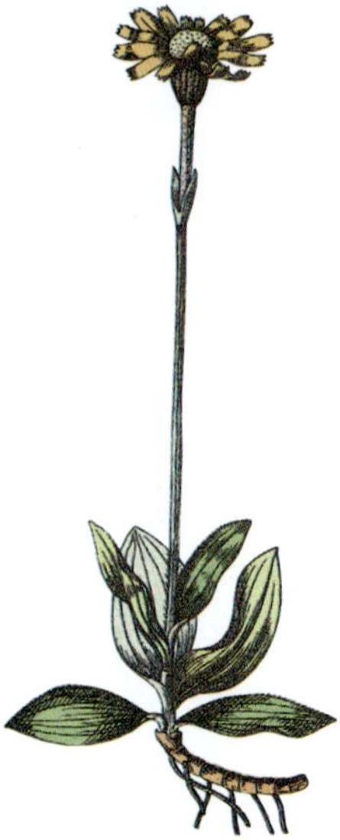

ARNIKA
Seite 43

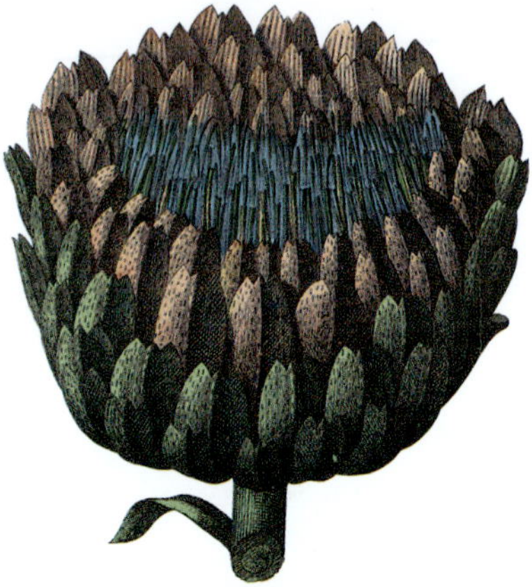

ARTISCHOCKE
Seite 44

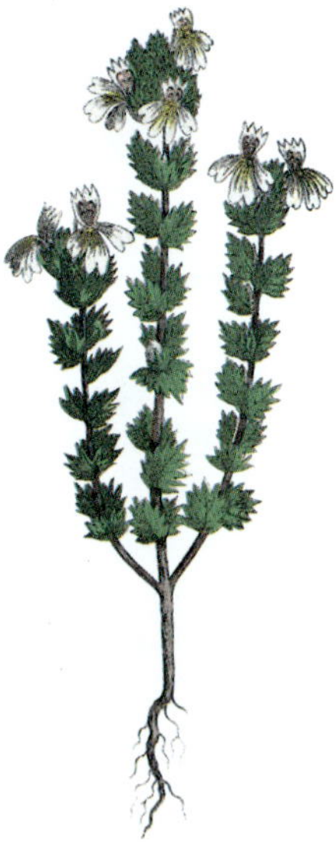

AUGENTROST
Seite 45

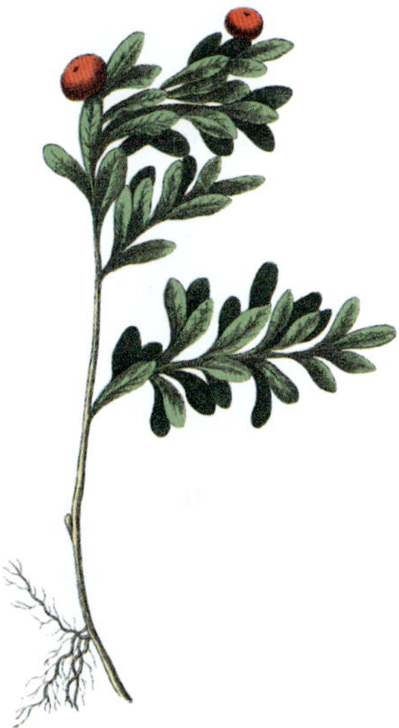

BÄRENTRAUBE
Seite 47

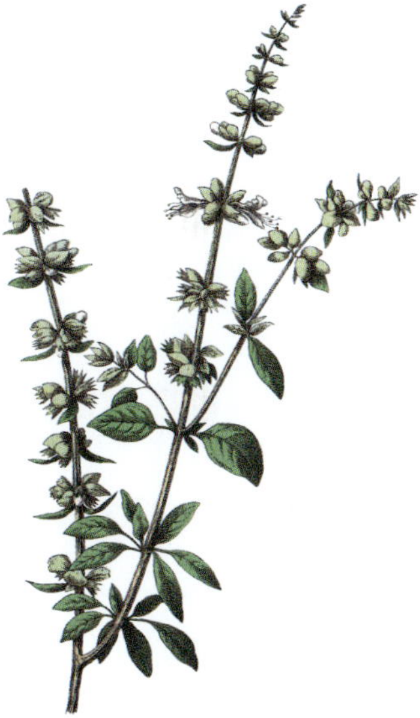

BASILIENKRAUT
Seite 48

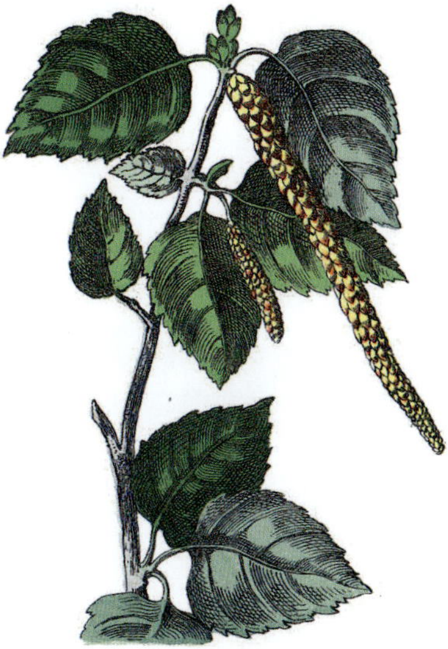

BIRKE
Seite 52

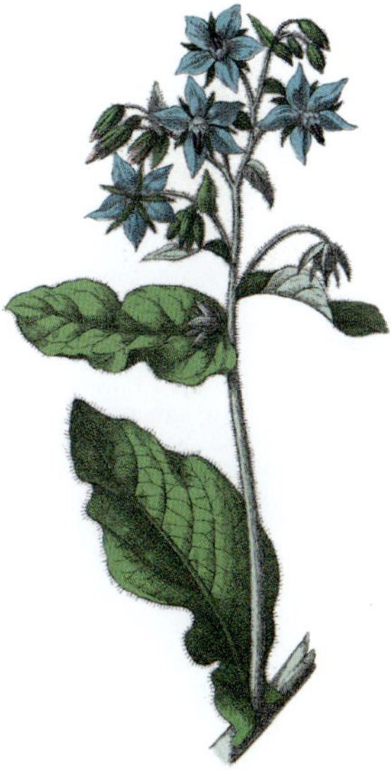

BORRETSCH
Seite 56

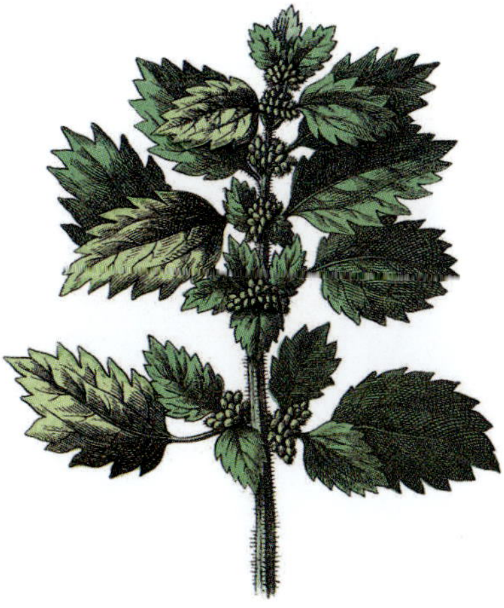

BRENNNESSEL
Seite 57

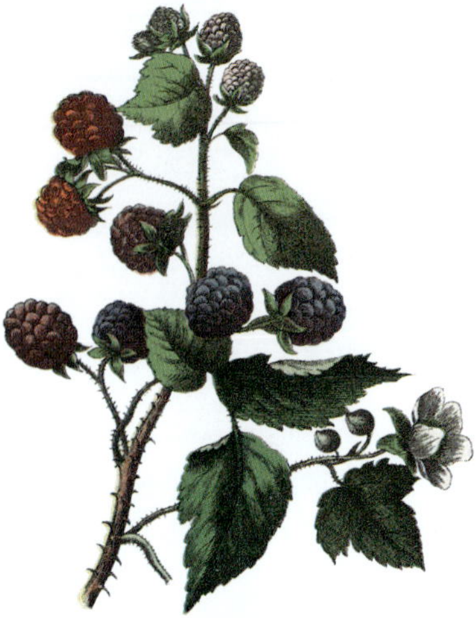

BROMBEERBLÄTTER – Seite 58
BROMBEEREN, UNREIF – Seite 59

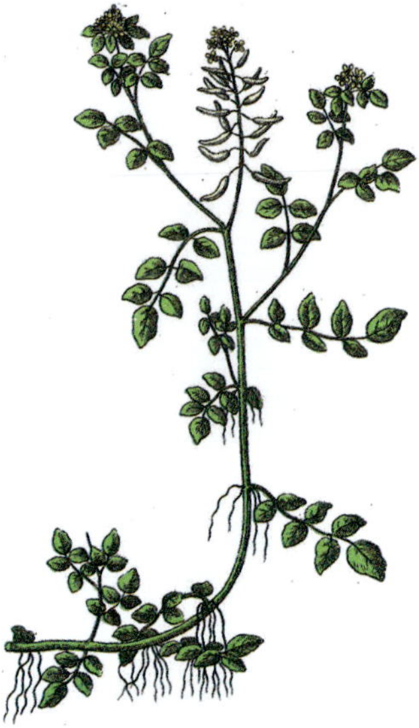

BRUNNENKRESSE
Seite 60

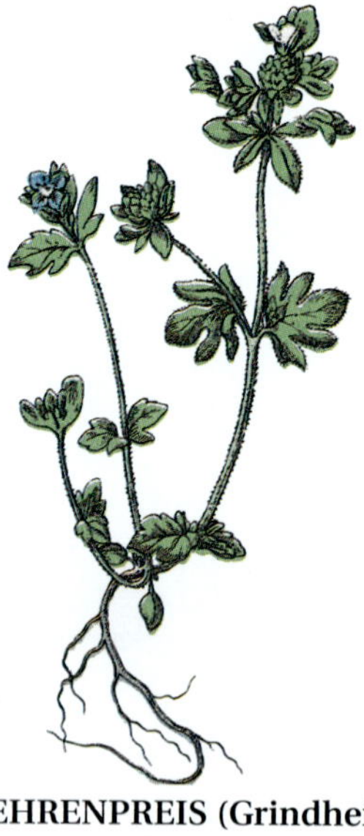

EHRENPREIS (Grindheil)
Seite 65

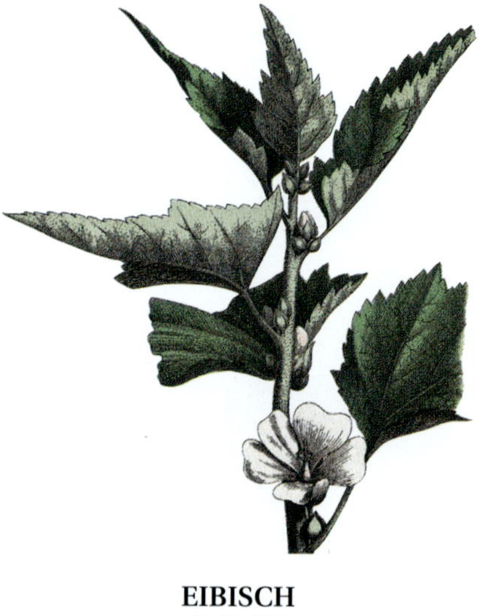

EIBISCH
Seite 66

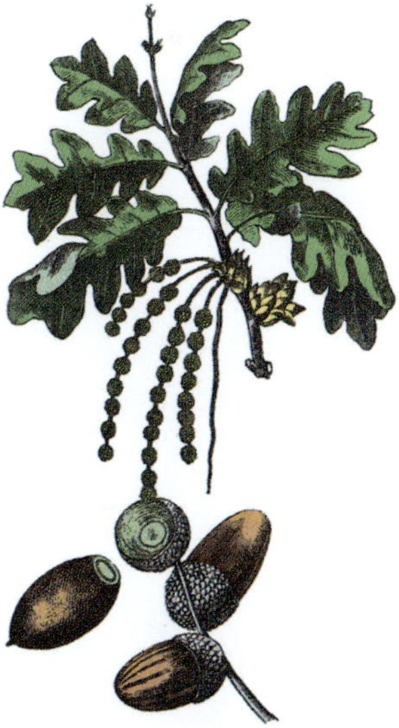

EICHE
Seite 67

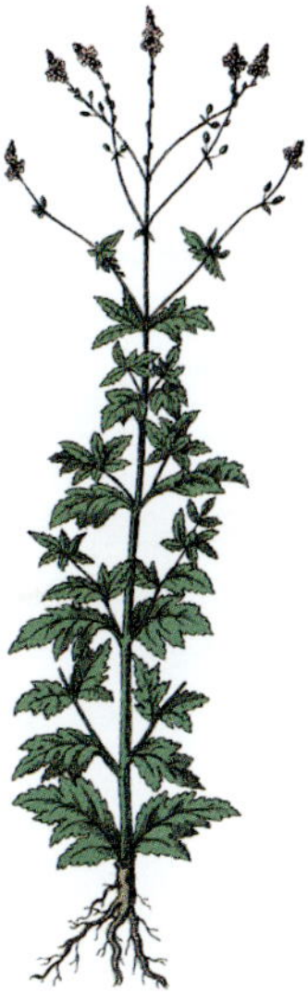

EISENKRAUT
Seite 68

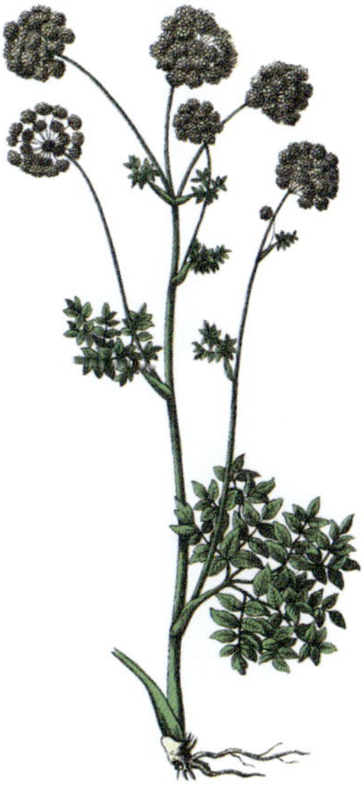

ENGELWURZ (Angelikawurzel)
Seite 69

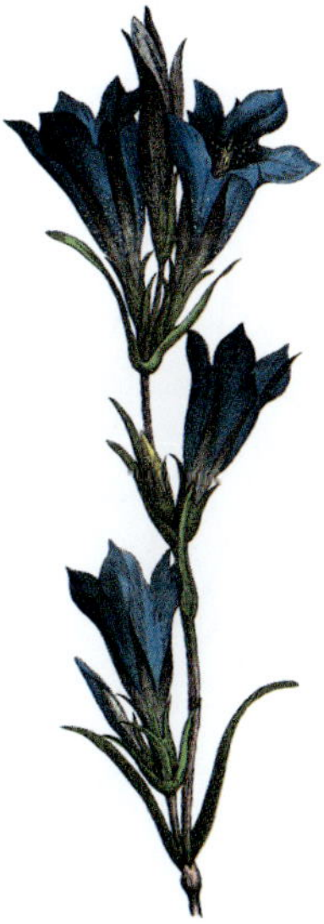

ENZIAN
Seite 70

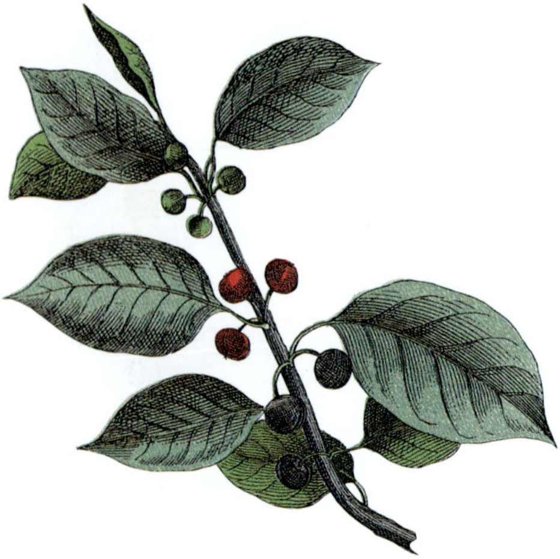

FAULBAUMRINDE
Seite 74

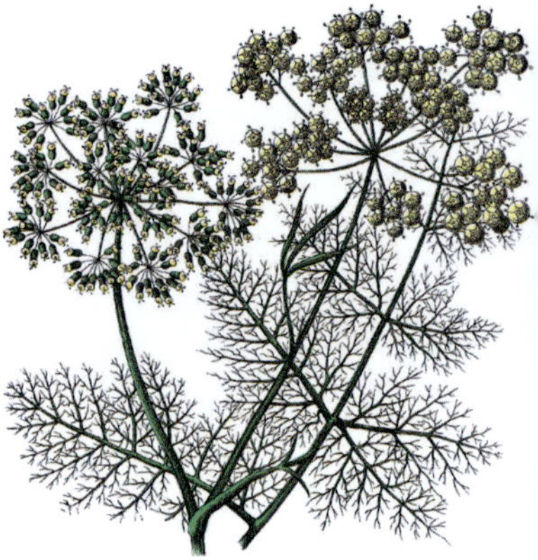

FENCHEL
Seite 76

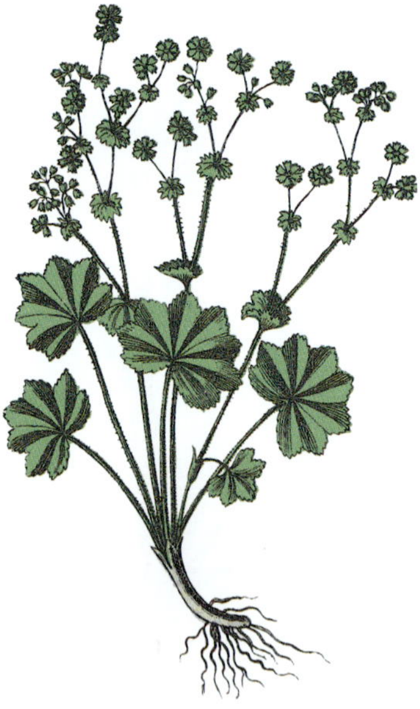

FRAUENMANTEL
Seite 78

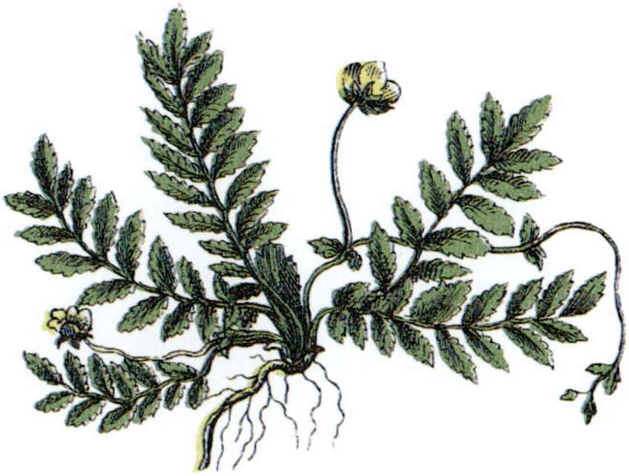

GÄNSEFINGERKRAUT
Seite 80

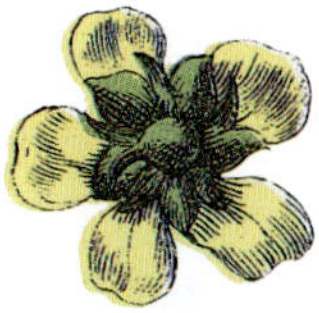

GÄNSEFINGERKRAUT,
BLÜTE
Seite 80

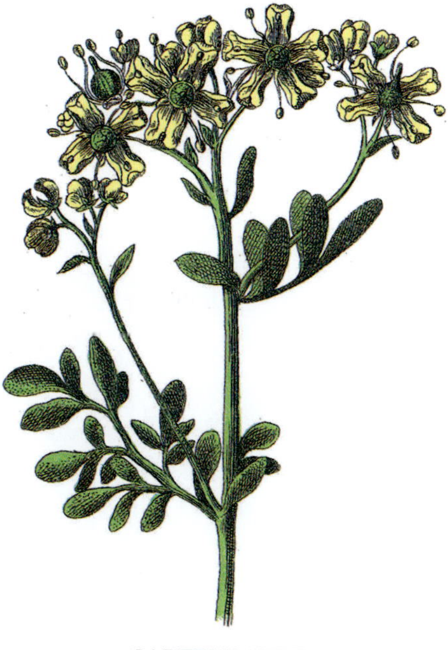

GARTENRAUTE
Seite 81

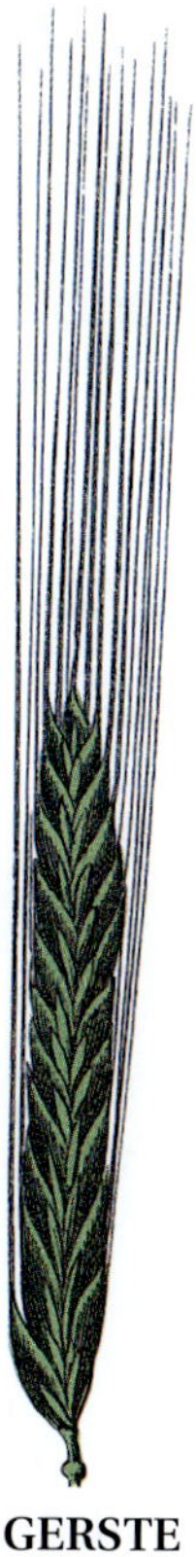

GERSTE
Seite 82

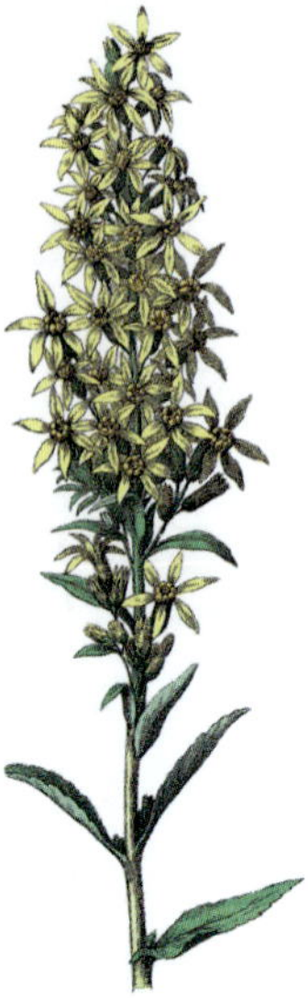

GOLDRUTE
Seite 86

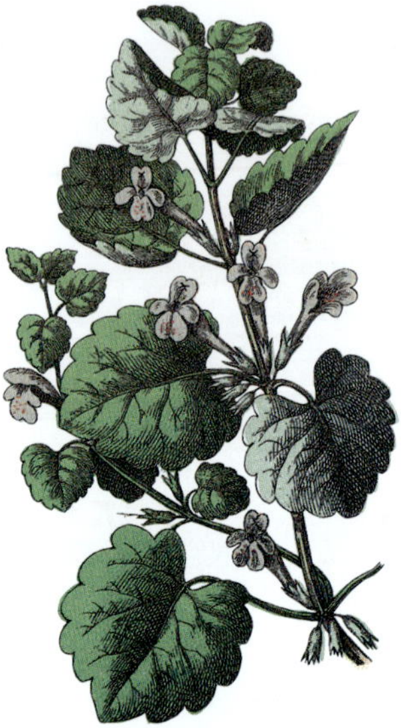

GUNDELREBE
Seite 88

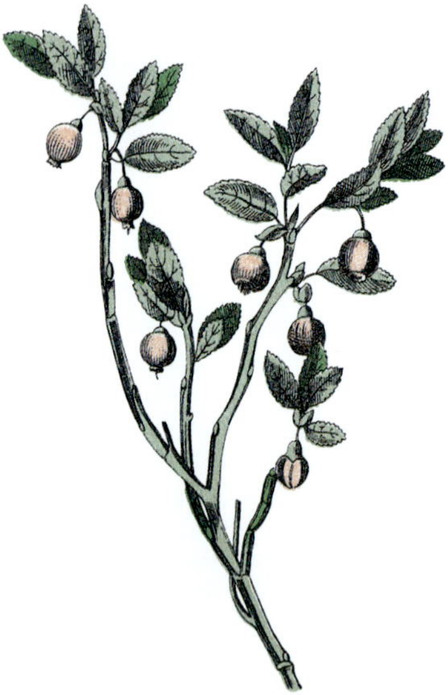

HEIDELBEERE
Seite 89

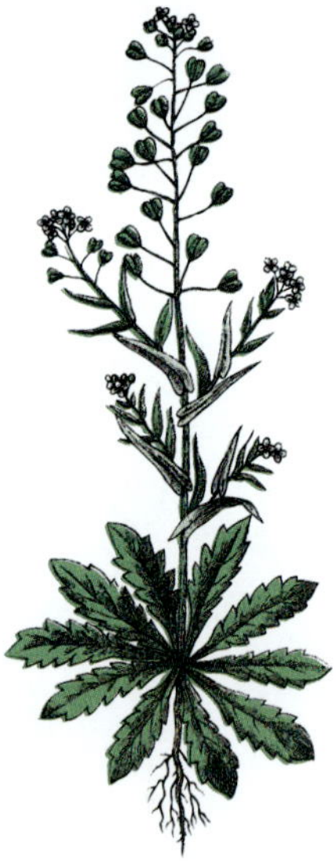

HIRTENTÄSCHEL
Seite 91

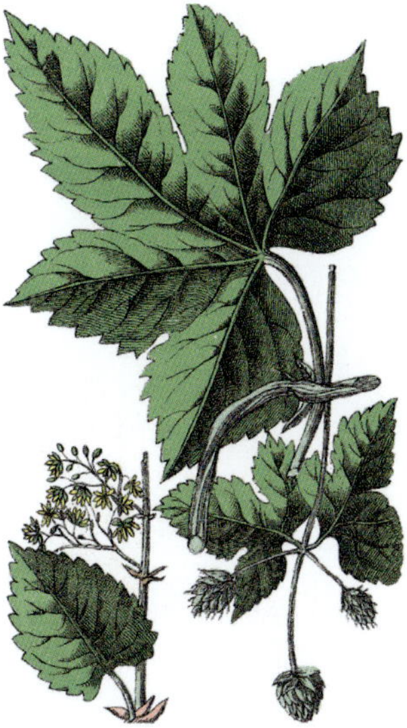

HOPFEN
Seite 95

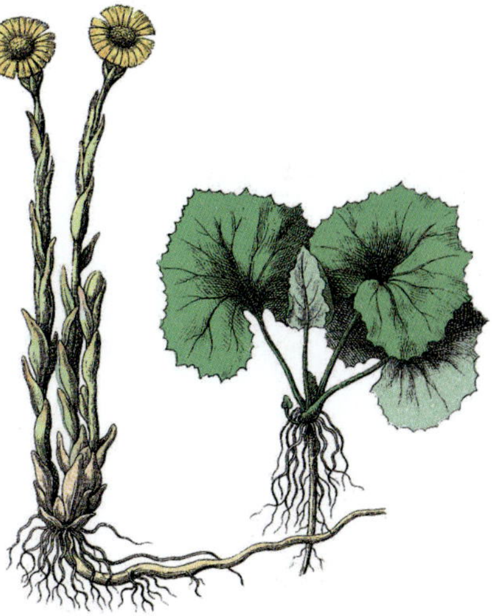

HUFLATTICH
Seite 97

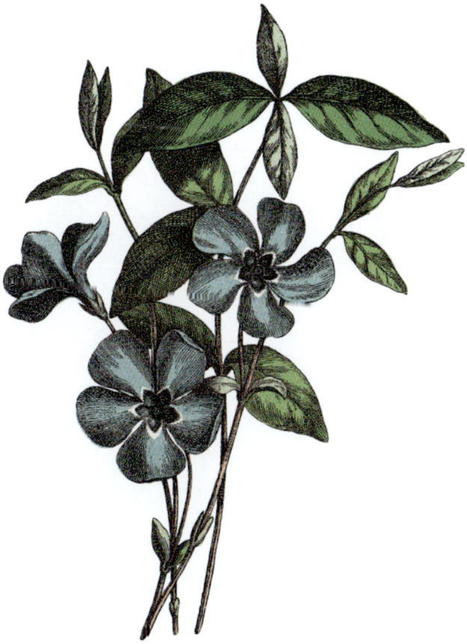

IMMERGRÜN
Seite 98

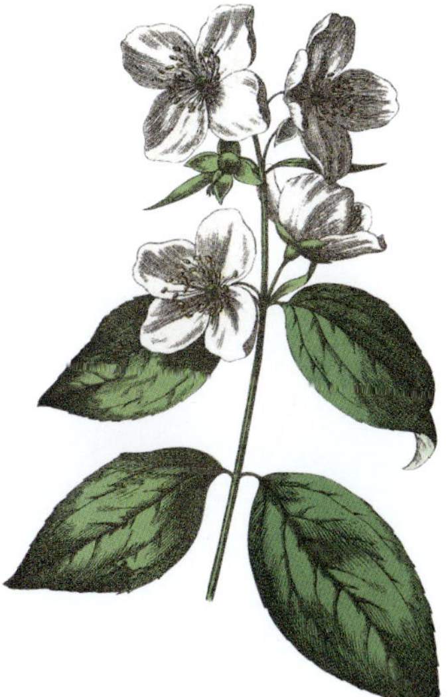

JASMIN
Seite 101

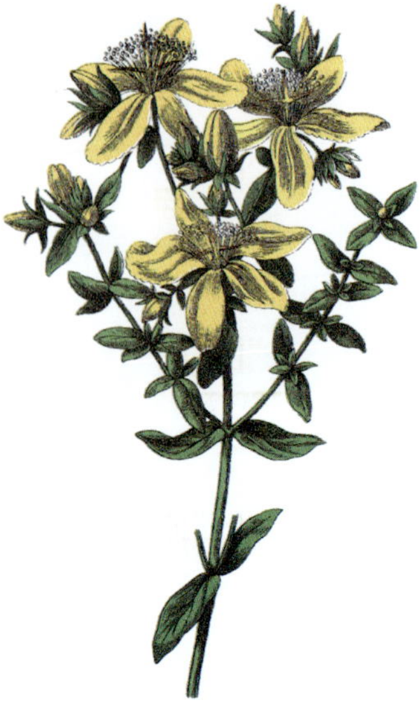

JOHANNISKRAUT
Seite 102

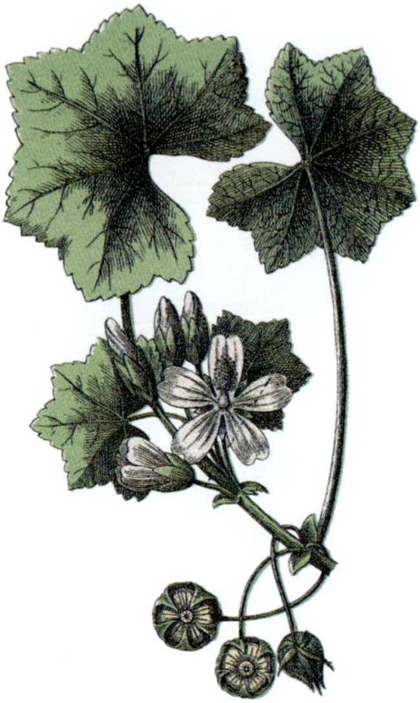

MALVE, Wilde, (KÄSEPAPPEL)
Seite 147

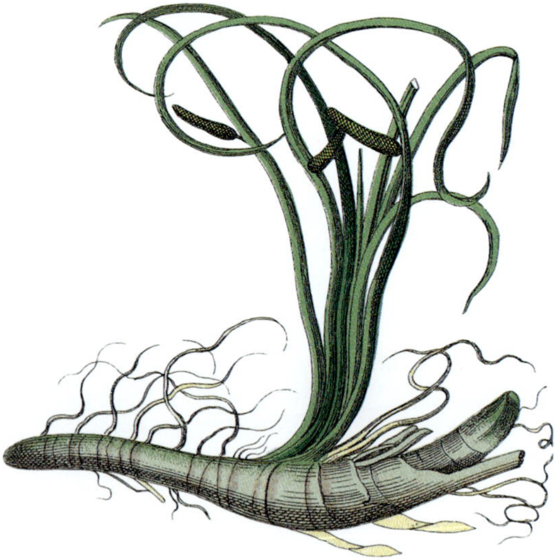

KALMUS
Seite 103

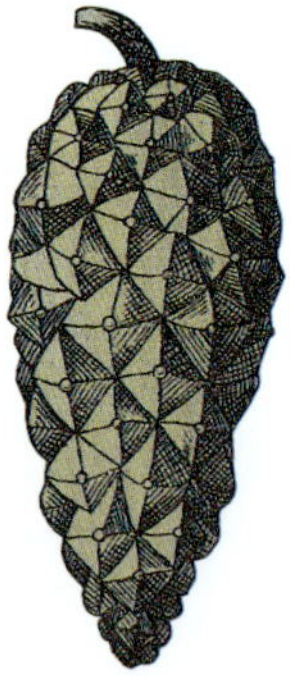

KIEFER
Seite 106

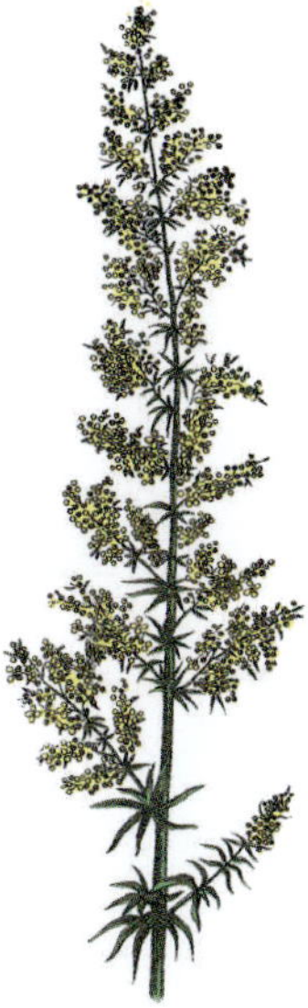

KLETTENLABKRAUT
Seite 107

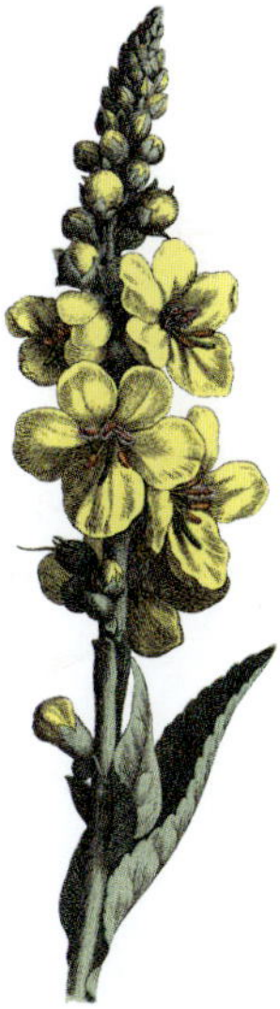

KLEINE KÖNIGSKERZE
Seite 111

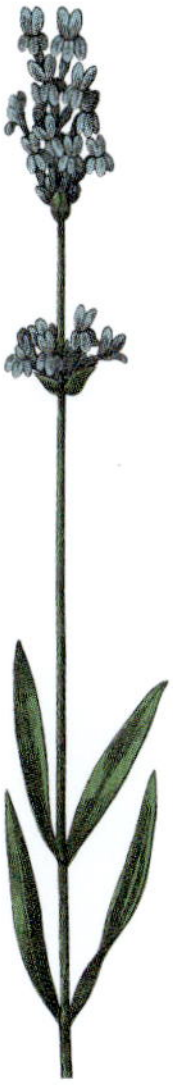

LAVENDEL
Seite 112

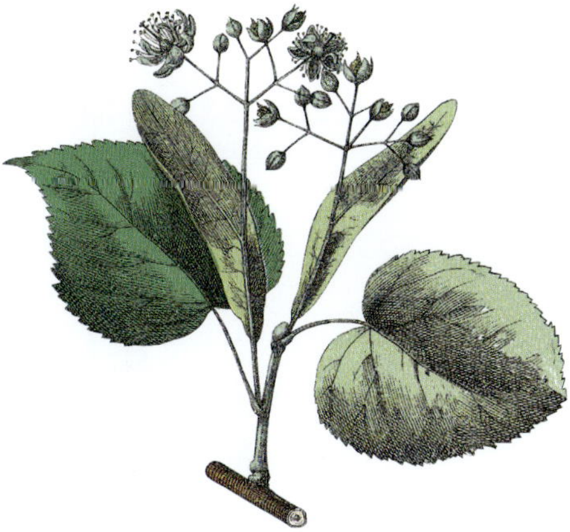

LINDENBLÜTEN
Seite 114

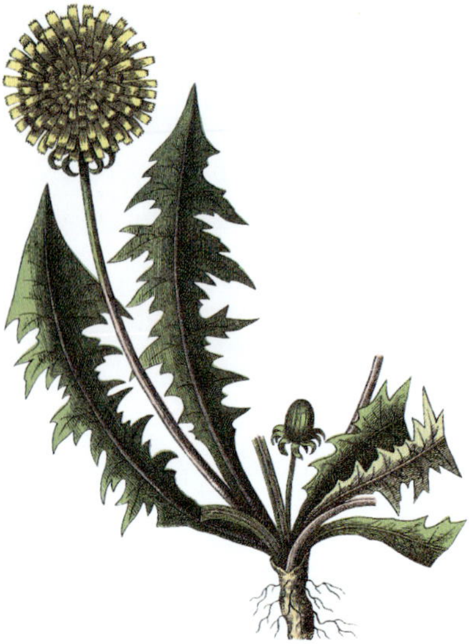

LÖWENZAHN
Seite 115

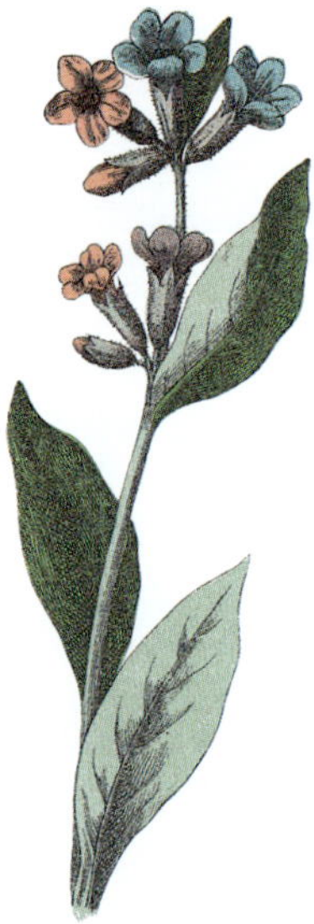

LUNGENKRAUT
Seite 116

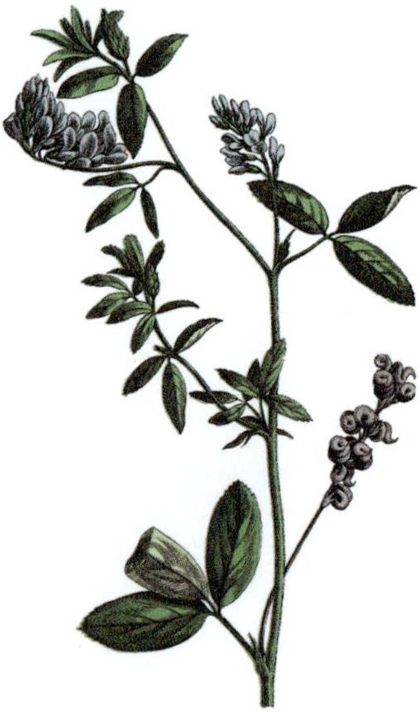

LUZERNE (Hoher Klee)
Seite 141

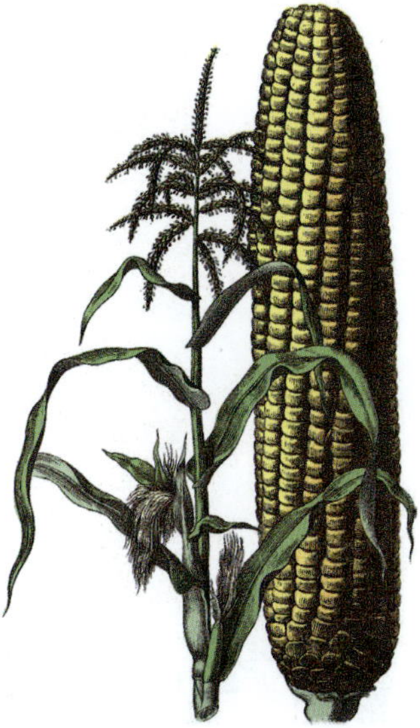

MAISGRIFFEL (Kukuruz)
Seite 146

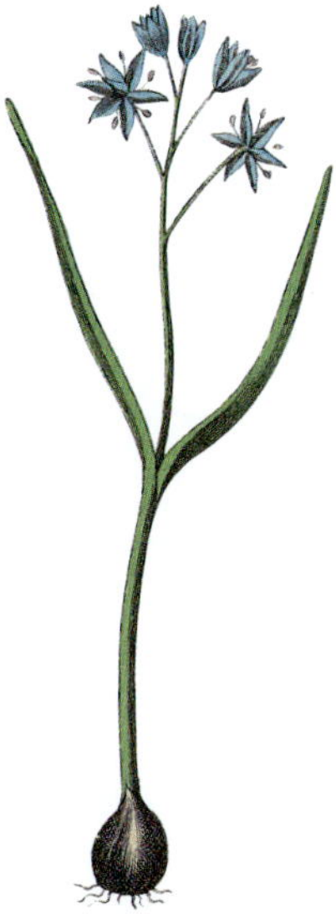

MEERZWIEBEL
Seite 152

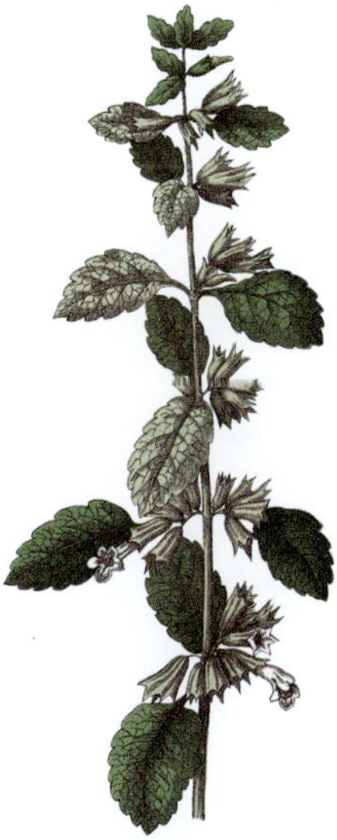

MELISSE
Seite 153

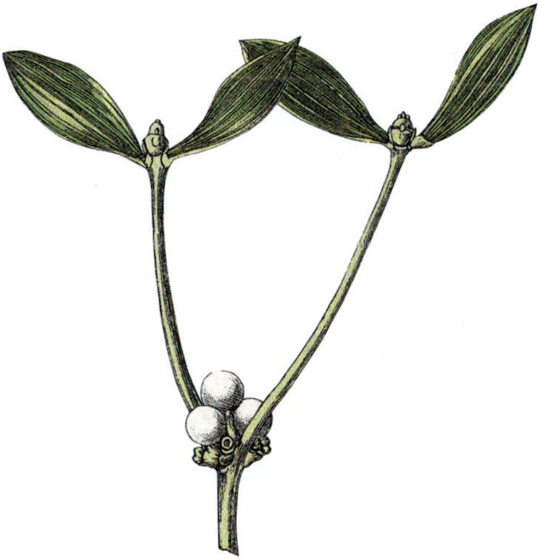

MISTEL
Seite 154

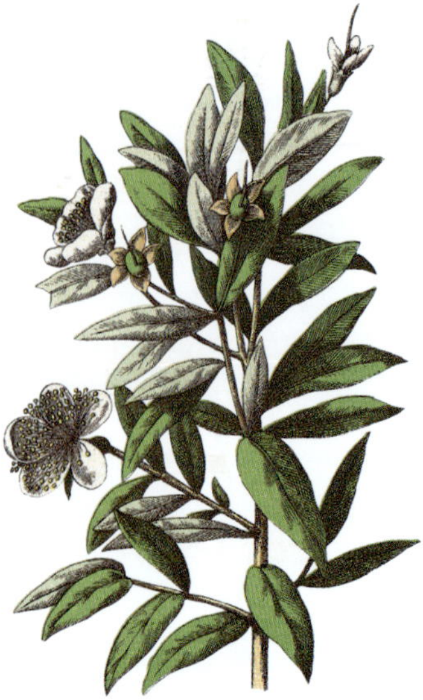

MYRTE
Seite 157

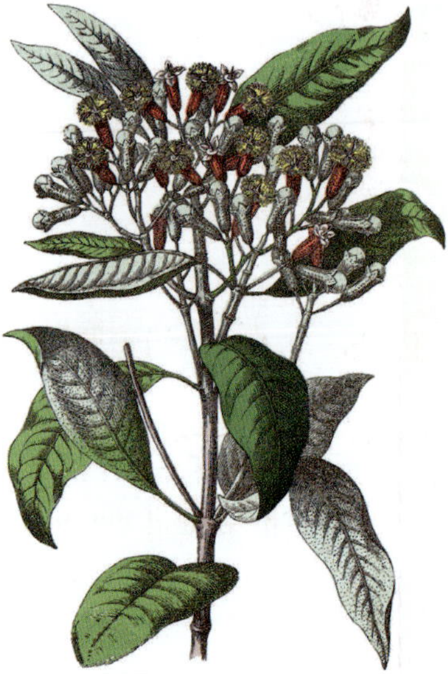

(GEWÜRZ)-NELKEN
Seite 83

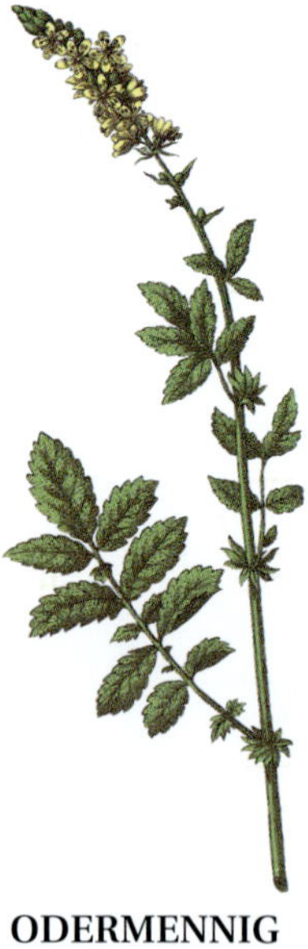

ODERMENNIG
Seite 158

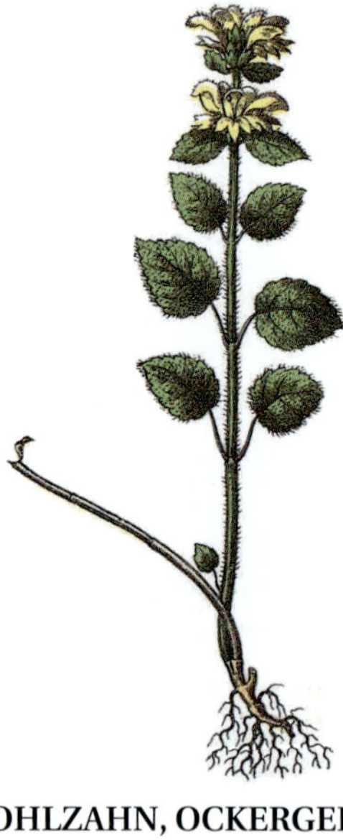

HOHLZAHN, OCKERGELBER
Seite 92

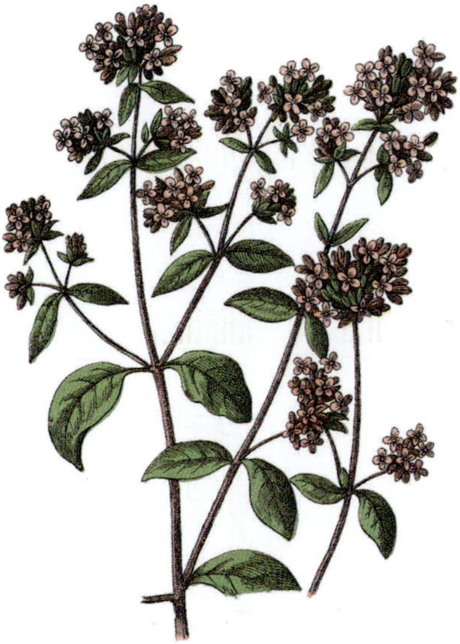

DOST
Seite 63

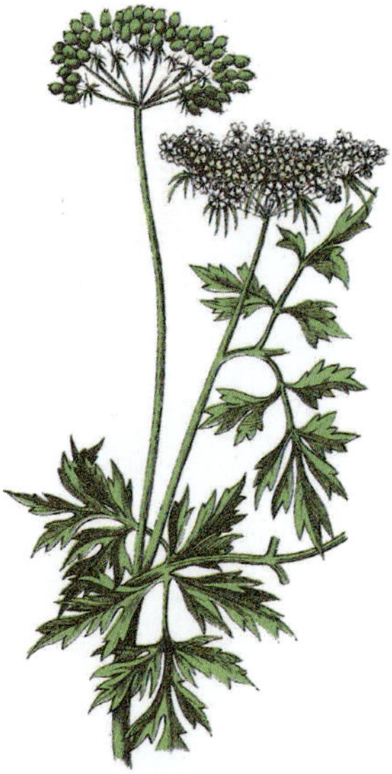

PETERSILIENWURZEL
Seite 161

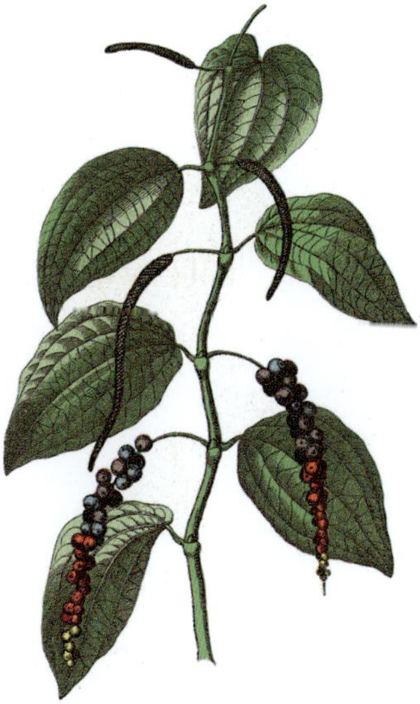

PFEFFER, SCHWARZ
Seite 162

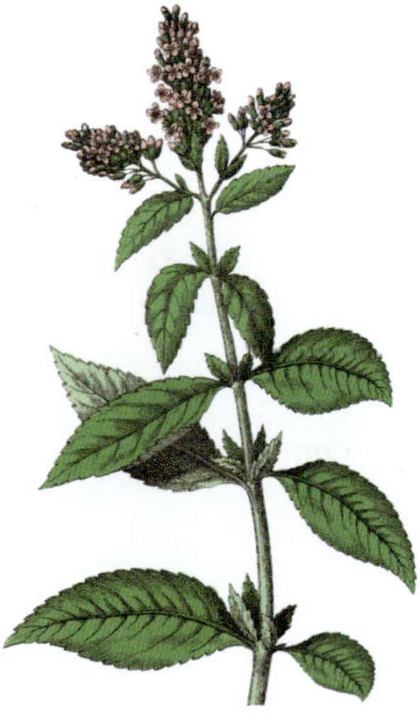

PFEFFERMINZE
Seite 163

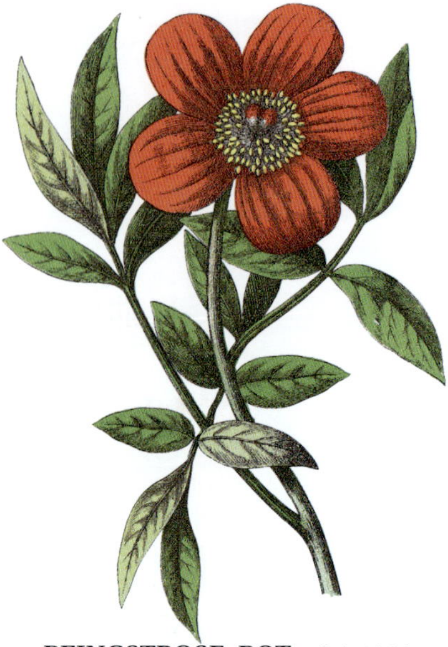

PFINGSTROSE, ROT – Seite 164

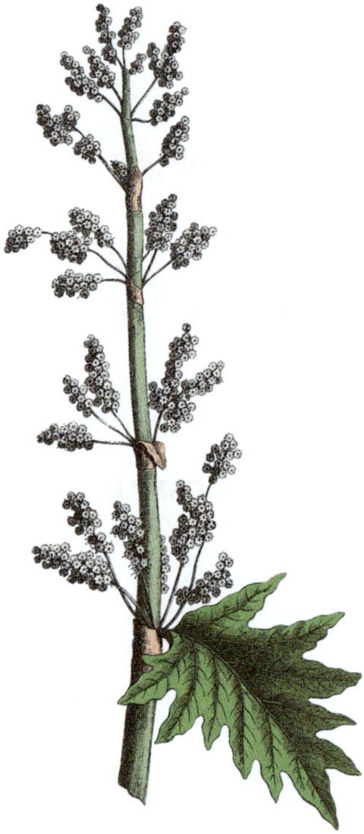

RHABARBER
Seite 170

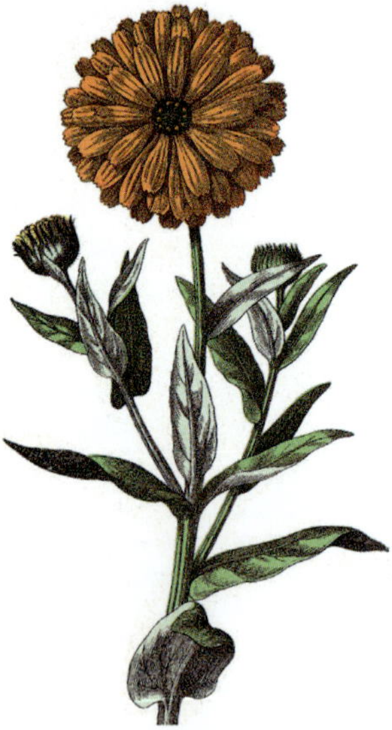

RINGELBLUME
Seite 171

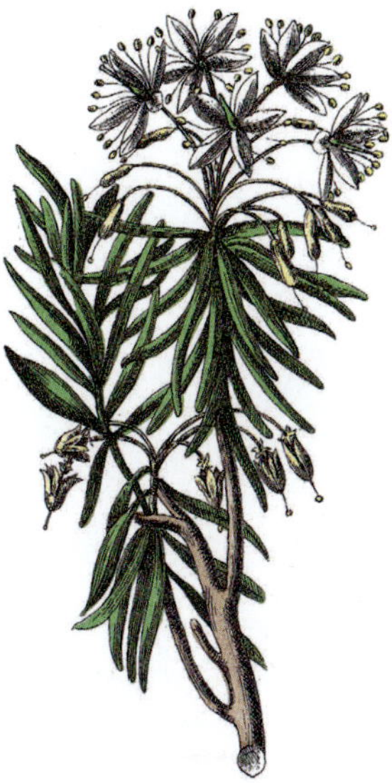

ROSMARIN
Seite 174

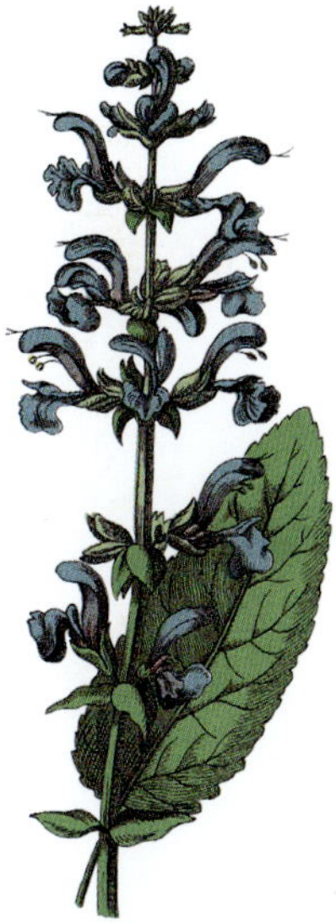

SALBEI
Seite 176

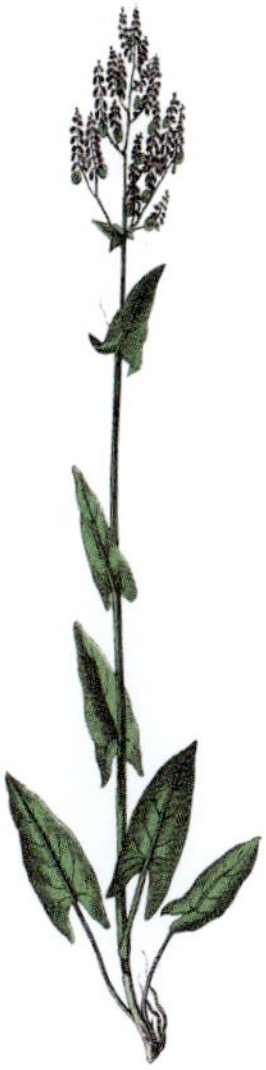

SAUERAMPFER
Seite 177

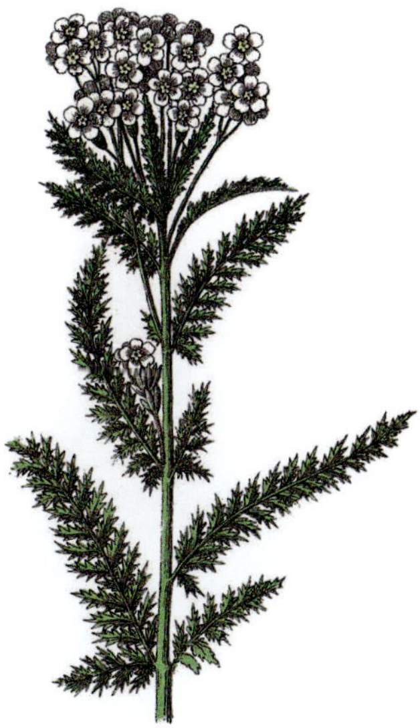

SCHAFGARBE
Seite 178

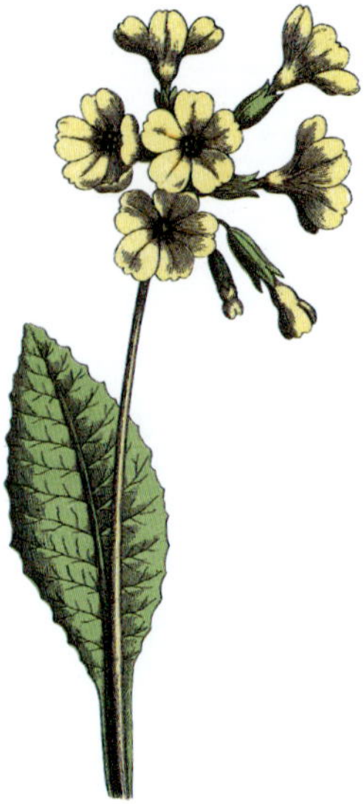

SCHLÜSSELBLUME
Seite 179

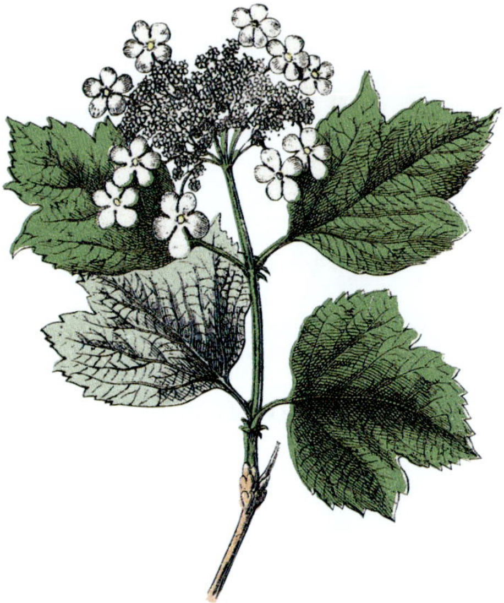

SCHNEEBALL, WILDER
Seite 180

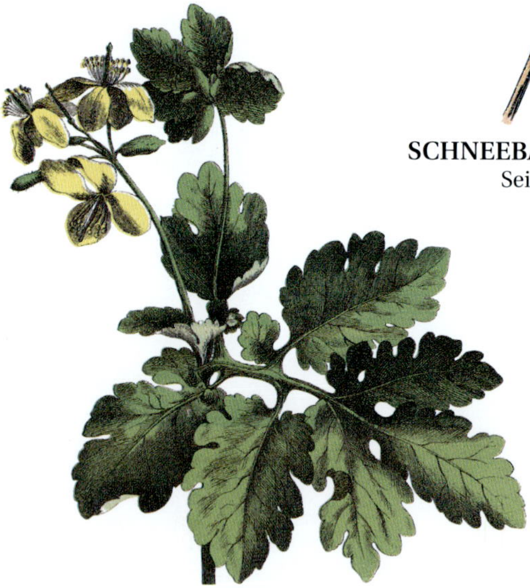

SCHÖLLKRAUT
Seite 183

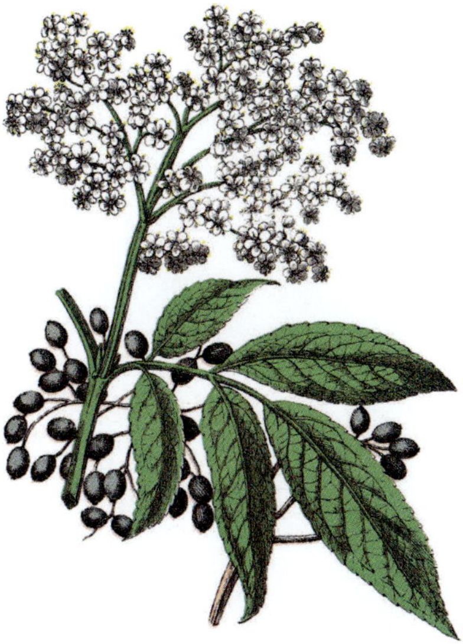

SCHWARZER HOLUNDER
Blüten – Seite 93; Rinde – Seite 94

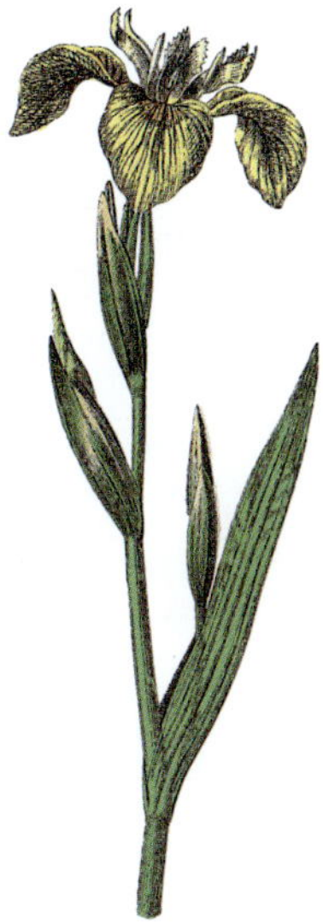

SCHWERTLILIE
Seite 184

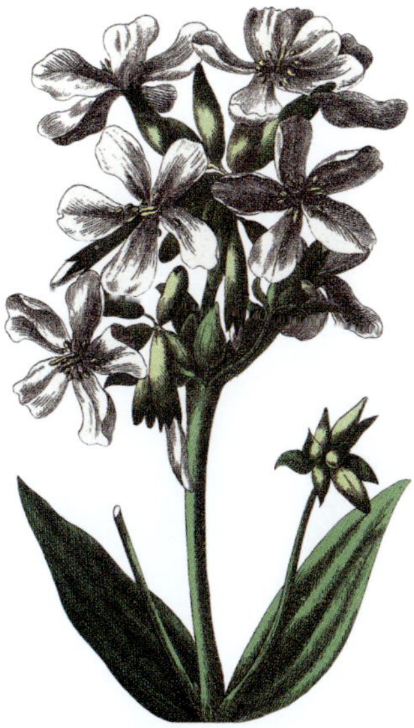

SEIFENKRAUT
Seite 186

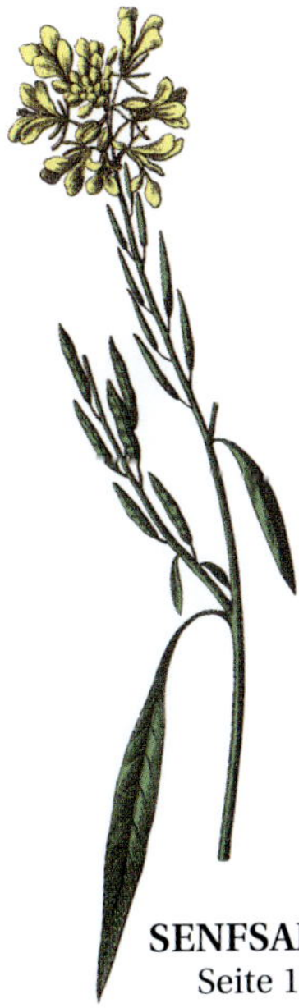

SENFSAMEN
Seite 188

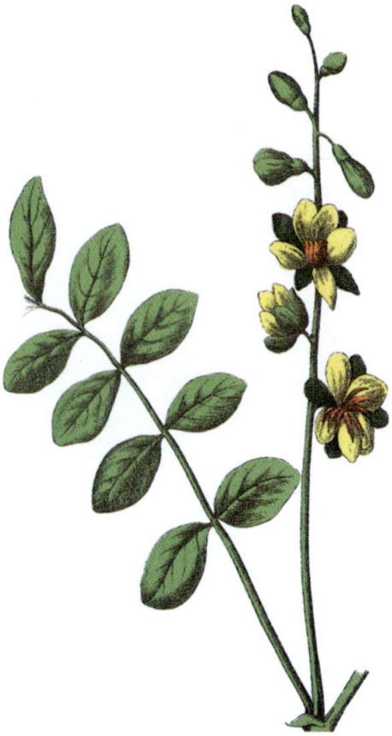

SENNESBLÄTTER
Seite 189

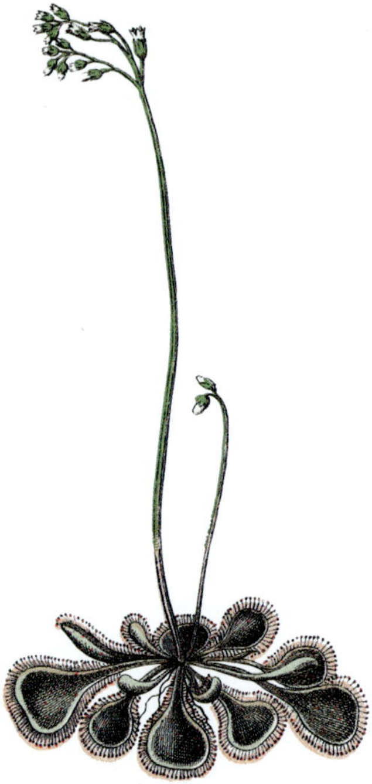

SONNENTAU
Seite 192

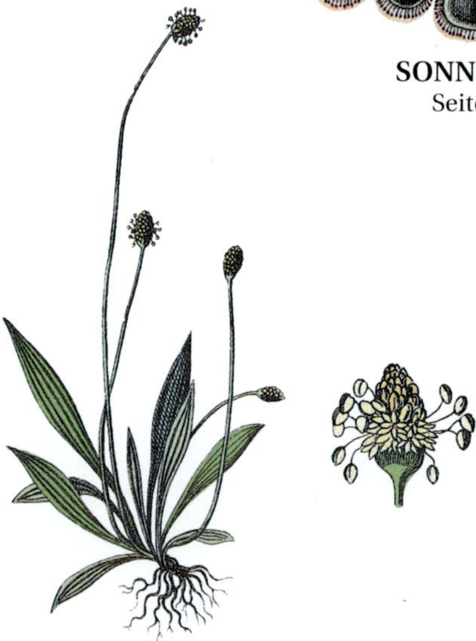

SPITZWEGERICH
Seite 194

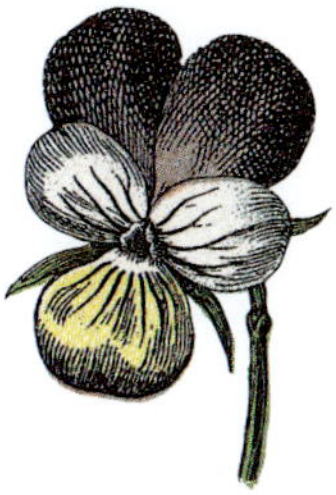

STIEFMÜTTERCHEN, WILDES
Seite 197

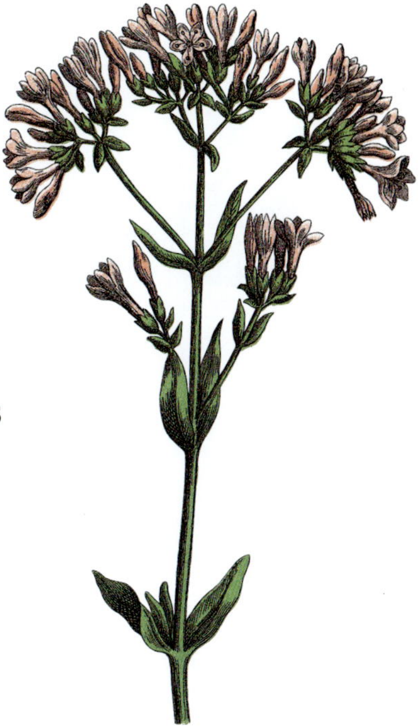

TAUSENDGULDENKRAUT
Seite 200

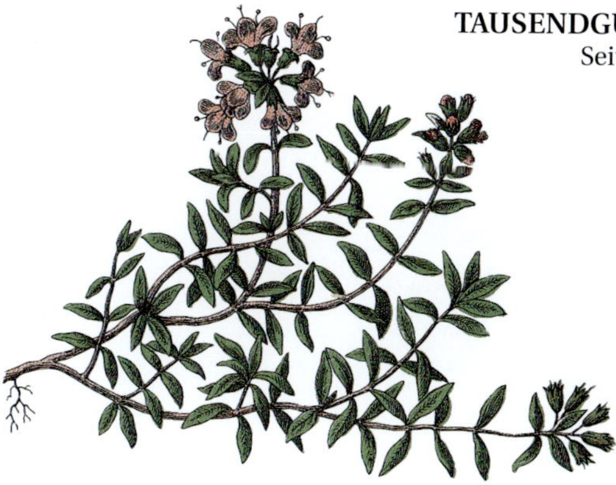

THYMIAN
Seite 201

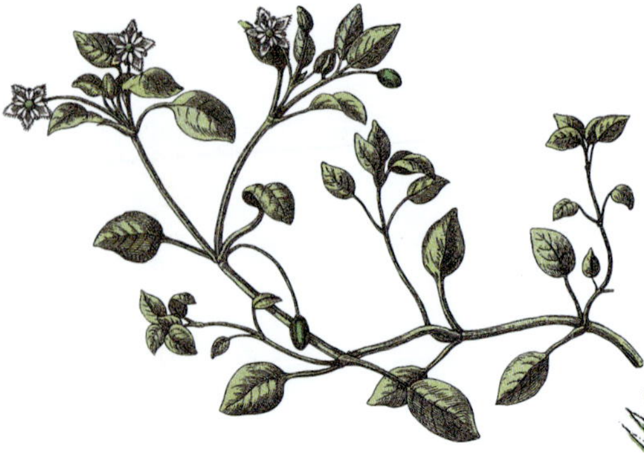

VOGELMIERE
Seite 202

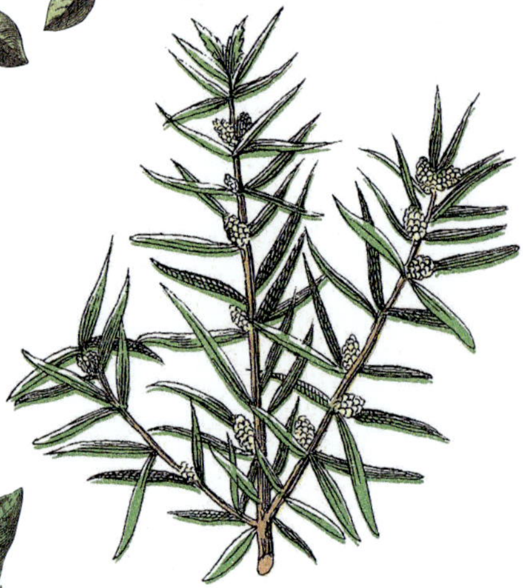

WACHOLDER
Seite 203

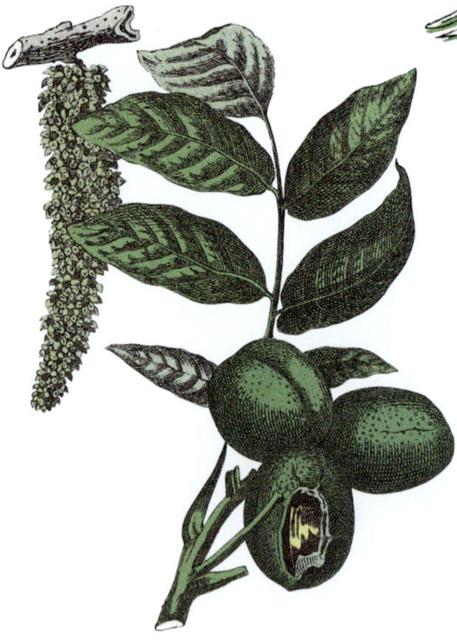

WALNUSS
Seite 205

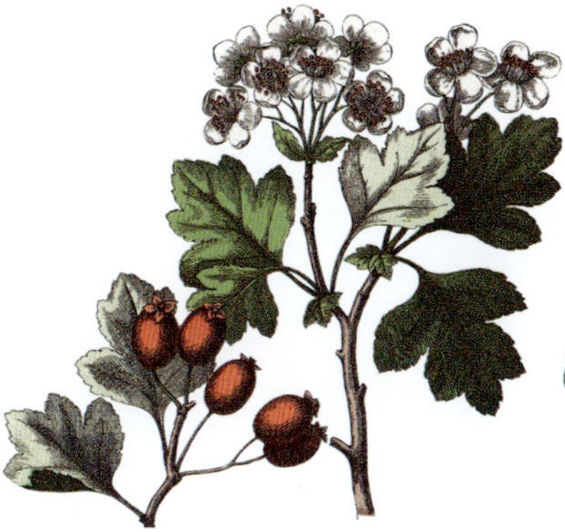

WEISSDORN
Seite 207

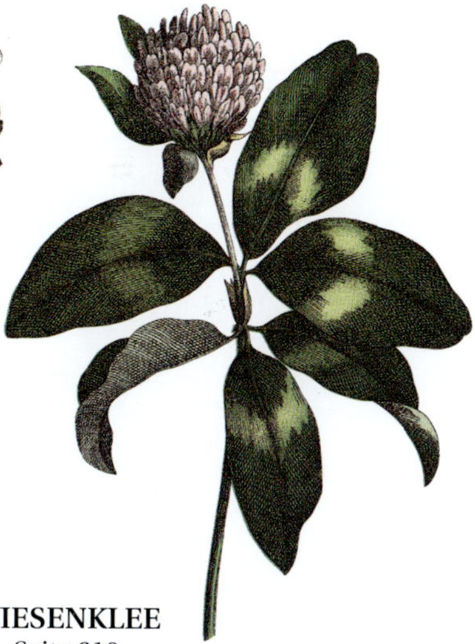

WIESENKLEE
Seite 210

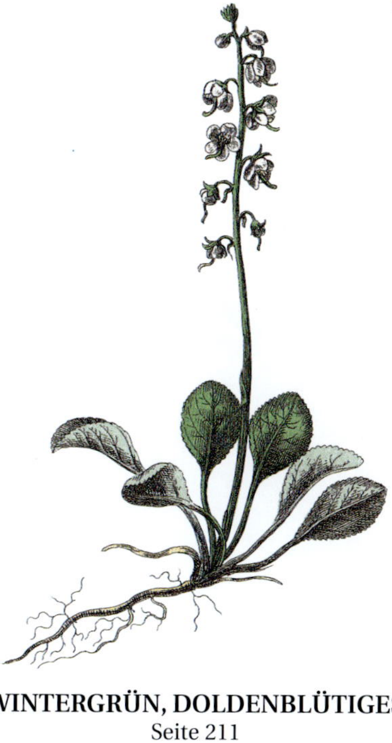

WINTERGRÜN, DOLDENBLÜTIGES
Seite 211

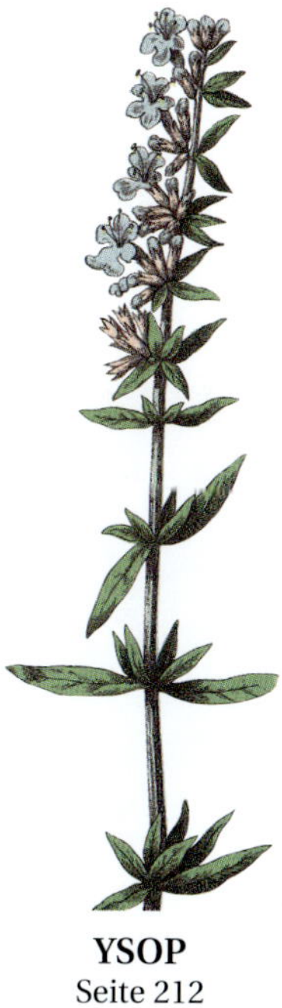

YSOP
Seite 212

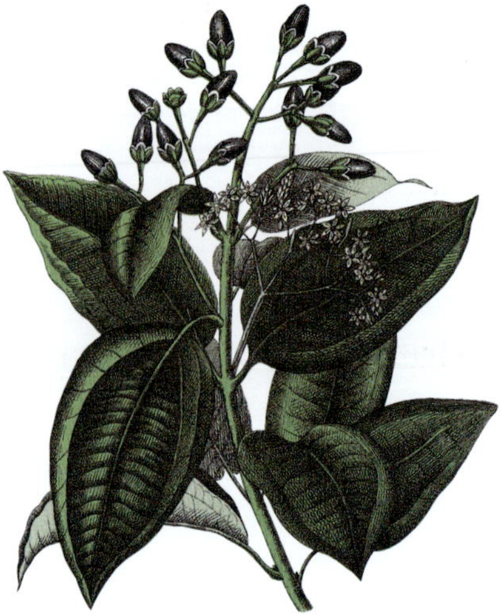

ZIMT
-rinde Seite 214, -zweige, Seite 215

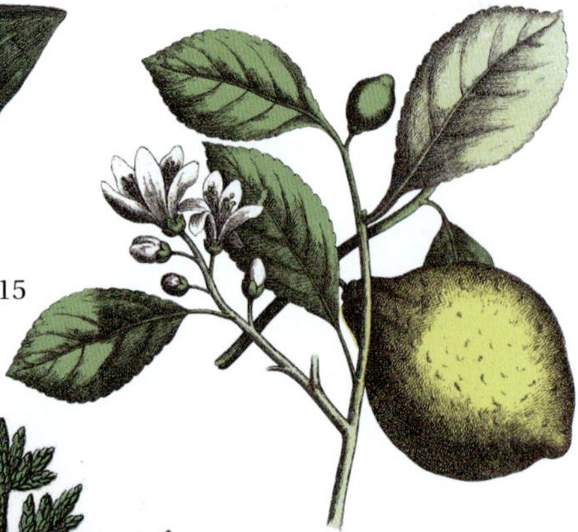

ZITRONE
Seite 216

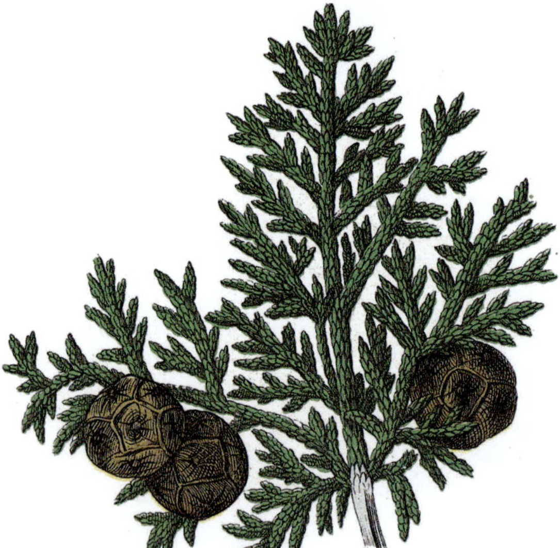

ZYPRESSE
Seite 217

LUZERNE (Hoher Klee)

Pharmazeut. Name:	Medicaginis herba
Botanischer Name:	Medicago sativa
Englischer Name:	Alfalfa
Verwendete Teile :	Kraut
Geschmack:	salzig, leicht bitter
Thermische Wirkung:	neutral
Organzuordnung:	Magen, Leber
Dosierung:	3–9 g

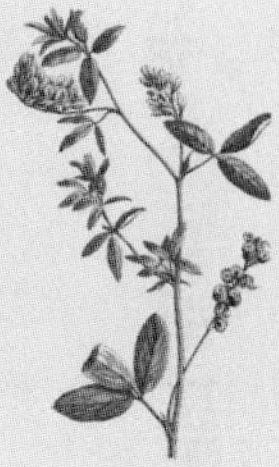

Abb. S. 128

Funktionen:

- Tonisiert das Blut
- Tonisiert das Milz-Qi
- Wirkt toxischer Hitze entgegen
- Leitet Feuchtigkeit aus
- Wirkt Qi-Stagnation entgegen

Anwendung bei:

- Müdigkeit, Palpitationen (Herzklopfen)
- Blässe, Anämie (Blutmangel)
- Appetitmangel
- Schwierigkeiten, nach einer Gravidität (Schwangerschaft) oder chronischen Erkrankung bzw. bei Malabsorbtionssyndrom (der Verdauungstraktes besitzt eine Resorbtionsschwäche, die zu Mangelerscheinungen führt) an Körpergewicht zuzunehmen
- Gastritis (Entzündung der Magenschleimhaut), Diabetes mellitus (Zuckerkrankheit)
- Hypercholesterinämie und Hypertriglyceridämie (erhöhte Blutfettwerte)

MÄDESÜSS, ECHTES

Pharmazeut. Name:	Spiraeae herba
Botanischer Name:	Filipendula ulmaria
Englischer Name:	Meadowsweet
Verwendete Teile:	Kraut
Geschmack:	adstringierend
Thermische Wirkung:	kühl
Organzuordnung:	Magen, Dickdarm, Leber, Gallenblase, Niere
Dosierung:	3–6 g

Funktionen:

- Kühlt Hitze
- Diuretisch (wie Dianthi herba / Qumai, und Desmodii herba / Jinqiancao)
- Öffnet die Oberfläche, vertreibt Wind-Hitze
- Wirkt Leber-Qi-Stagnation entgegen
- Wirkt bei Tan (zähem Schleim) aufweichend und verteilend

Anwendung bei:

- Fieberhaften Infekten wie Masern, wo die Exanthembildung beschleunigt werden soll
- Furunkeln, Karbunkeln
- Hypertonie (hoher Blutdruck)
- Anurie (Harnverhalten), Zystitis (Blasenentzündung), Nephritis (Entzündung der Nieren) (besonders nach Scharlach), Ödeme (Wasseransammlungen), Hyperurikämie (Erhöhung der Harnsäurewerte), Nephrolithiasis (Nierensteine)
- Erkältungskrankheiten, speziell bei Kindern
- Rheuma
- Schmerzen

Anmerkung:

- Nicht zu hoch dosieren, da Mädesüß die Schleimhäute angreift und Nausea (Brechreiz) und Erbrechen drohen!

MAGNOLIENBLÜTEN

Pharmazeut. Name:	Magnoliae flos (Chin.: Xinyihua)
Botanischer Name:	Magnolia sp.
Englischer Name:	Magnolia flower
Verwendete Teile:	Blüte
Geschmack:	scharf
Thermische Wirkung:	warm
Organzuordnung:	Lunge, Magen
Dosierung:	3–9 g

Funktionen:

- Befreit die Oberfläche
- Vertreibt Wind-Kälte
- Wirkt befreiend im Bereich der Nase

Anwendung bei:

- Rhinitis (Schnupfen)
- Sinusitis (Entzündung der Nasennebenhöhlen)
- Verlust des Geruchssinnes
- Cephalea (Kopfschmerzen) (im Stirnbereich)

MAGNOLIENRINDE

Pharmazeut. Name:	Magnoliae cortex (Chin.: Houpo)
Botanischer Name:	Magnolia sp.
Englischer Name:	Magnolia bark
Verwendete Teile:	Rinde
Geschmack:	bitter, aromatisch, scharf
Thermische Wirkung:	warm
Organzuordnung:	Lunge, Dickdarm, Milz, Magen
Dosierung:	3–9 g

Funktionen:

- Wandelt Feuchtigkeit um
- Wirkt Qi-Stagnationen entgegen
- Leitet rebellierendes Qi abwärts
- Wärmt und wandelt Schleim um
- Wirkt Schleim-Stagnationen im Bereich der Lunge entgegen

Anwendung bei:

- Völlegefühl, Appetitlosigkeit
- Nausea (Brechreiz), Erbrechen
- Diarrhoe (Durchfall)
- Druckgefühl im Bereich des Thorax
- Chronischer Bronchitis (Erkrankung der Atmungsorgane mit Husten und Auswurf)

Anmerkungen:

- Trocknend, deswegen Vorsicht bei Yin-Mangel
- Nicht in der Gravidität (Schwangerschaft) verwenden

MAIGLÖCKCHEN

Pharmazeut. Name:	Convallariae herba
Botanischer Name:	Convallaria majalis
Englischer Name:	Lily of the valley
Verwendete Teile:	Blätter, Blüten
Geschmack:	leicht süß, bitter
Thermische Wirkung:	neutral
Organzuordnung:	Herz, Perikard
Dosierung:	0,12–0,6 Gramm des Extraktes

Funktionen:

- Tonisiert das Herz-Qi und Blut
- Tonisiert das Herz-Yang
- Wirkt Herz-Blut-Stagnation entgegen
- Leitet Feuchtigkeit aus
- Wirkt Schleim-Stagnation entgegen

Anwendung bei:

- Müdigkeit, Palpitationen (Herzklopfen), Druckgefühl im Bereich des Thorax, Dyspnoe (Kurzatmigkeit), profusem Schwitzen
- Depression, Gedächtnisschwäche, Einschlafproblemen, Reizbarkeit
- Endocarditis und Pericarditis (Entzündung im Bereich des Herzens), Arrhythmie (Herzrhythmusstörung)
- Herzinsuffizienz (Schwäche des Herzmuskels)
- Schmerzen im Herzbereich, zyanotischer Gesichts- und Lippenfarbe
- Angina pectoris (Durchblutungsstörung des Herzens mit Beklemmungsgefühl), Asthma cardiale (Lungenprobleme auf Grund einer Herzerkrankung)
- Ödeme (Wasseransammlungen)

Anmerkung:

- Maiglöckchen (Convallariae herba) ist giftig und sollte nicht an Patienten mit einem Herz-Yin-Mangel verschrieben werden.

MAISGRIFFEL (Kukuruz)

Pharmazeut. Name:	Stigmata maydis
Botanischer Name:	Zea mays
Englischer Name:	Indian corn
Verwendete Teile:	Griffel
Geschmack:	leicht süß, sauer
Thermische Wirkung:	kühl
Organzuordnung:	Gallenblase, Blase
Dosierung:	3–20 g

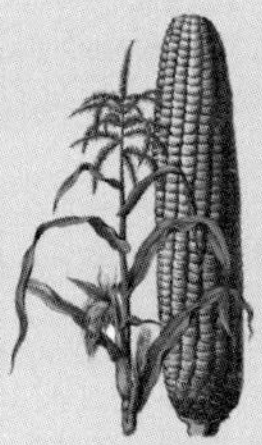

Abb. S. 129

Funktionen:

- Leitet Feuchte-Hitze in der Blase aus
- Wirkt mild Qi-Stagnationen entgegen
- Leitet Feuchte-Hitze in der Gallenblasen aus
- Löst Lin (Verhärtungen und Steine) auf
- Wirkt Herz-Feuer entgegen (wie Dianthi herba / Qumai)

Anwendung bei:

- Zystitis (Blasenentzündung), Prostatitis (Entzündung der Vorsteherdrüse)
- Nephrolithiasis (Nierensteine)
- Cholezystitis (Gallenblasenentzündung), Hepatitis (Entzündung der Leber)
- Flankenschmerzen
- Innerer Unruhe und Gereiztheit

MALVE, Wilde (Käsepappel)

Pharmazeut. Name:	Malvae folium, flos
Botanischer Name:	Malva sylvestris / Malva neglecta
Englischer Name:	Common mallow
Verwendete Teile:	Blüten, Blätter
Geschmack:	süß
Thermische Wirkung:	kühl
Organzuordnung:	Lunge, Magen, Dickdarm
Dosierung:	3–9 g

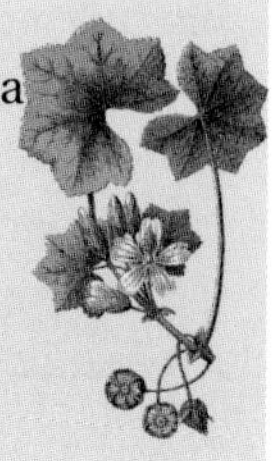

Abb. S. 126

Funktionen:

- Wirkt Schleim-Stagnation (tan) entgegen
- Nährt das Dickdarm-Yin
- Senkt das Lungen-Qi ab

Anwendung bei:

- Husten
- Trockener Obstipation (Verstopfung)
- Entzündungen der Schleimhäute mit starker schleimiger Sekretion: Tonsillitis (Mandelentzündung), Laryngitis (Halsentzündungen), Bronchitis (Erkrankung der Atmungsorgane mit Husten und Auswurf)
- Reizzuständen im Halsbereich als Gurgelmittel
- Zur äußeren Anwendung bei verhärteten Dermatosen (Hauterkrankungen)

MANDARINENSCHALEN

Pharmazeut. Name:	Citri reticulatae pericarpium (Chin.: Chenpi)
Botanischer Name:	Citrus reticulata
Englischer Name:	Tangerine
Verwendete Teile:	Schale
Geschmack:	scharf, bitter, aromatisch
Thermische Wirkung:	warm
Organzuordnung:	Milz, Magen, Lunge
Dosierung:	3–9 g

Funktionen:

- Trocknet Feuchtigkeit und wandelt Schleim um
- Reguliert das Qi
- Leitet das Qi nach unten
- Tonisiert das Milz-Qi
- Wirkt aromatisch
- Beugt Stagnationen vor (wird mit tonisierenden Kräutern verschrieben, um Qi-Blockaden, die diese Kräuter möglicherweise hervorrufen, zu vermeiden)

Anwendung bei:

- Husten mit viel Sputum
- Völlegefühl, Appetitmangel, Müdigkeit
- Weichem, unverdautem Stuhl mit dickem, feuchtem Zungenbelag
- Nausea (Brechreiz), Erbrechen
- Adipositas (Übergewicht)
- Druckgefühl im Bereich des Thorax

Anmerkung:

- Vorsicht bei Hitze und trockenem Husten oder Yin-Mangel

MANDARINENSCHALEN, UNREIF

Pharmazeut. Name:	Citri reticulatae pericarpium viride (Chin.: Qingpi)
Botanischer Name:	Citrus reticulata
Englischer Name:	Tangerine, green peel
Verwendete Teile:	Schale
Geschmack:	scharf, bitter
Thermische Wirkung:	warm
Organzuordnung:	Gallenblase, Leber, Magen
Dosierung:	3–9 g

Funktionen:

- Wirkt Leber-Qi-Stagnationen entgegen
- Wirkt Nahrungsmittel-Stagnationen entgegen
- Wandelt Feuchtigkeit und Schleim um

Anwendung bei:

- PMS (Prämenstruelles Syndrom: Schmerzen vor der Monatsblutung)
- Dysmenorrhoe (Schmerzen zur Zeit der Monatsblutung)
- Schmerzen unter dem Rippenbogen, Brustspannungen
- Brustknoten und Mastitis (Brustdrüsenentzündung)
- Hypotonie (niederer Blutdruck)
- Völlegefühl
- Splenomegalie (Vergrößerung der Milz), Hepatomegalie (Vergrößerung der Leber)

Anmerkung:

Bei Qi-Mangel nur vorsichtig einsetzen

MARIENDISTEL

Pharmazeut. Name:	Cardui mariae fructus
Botanischer Name:	Silybum marianum
Englischer Name:	Milk thistle
Verwendete Teile:	Samen
Geschmack:	bitter
Thermische Wirkung:	kalt
Organzuordnung:	Leber, Magen, Dickdarm
Dosierung:	3–15 g

Funktionen:

- Leitet Leber-Feuchte-Hitze aus
- Tonisiert das Leber-Yin
- Leitet Schleim-Hitze (tanre) aus
- Wirkt Toxischer Hitze (redu) entgegen

Anwendung bei:

- Hepatomegalie (Vergrößerung der Leber), Hepatitis (Entzündung der Leber)
- Nekrosen im Leberparenchym (Lebergewebe)
- Leberzellverfettung
- Cholezystolithiasis (Gallensteine) mit Koliken, Cholangitis (Entzündung der Gallengänge)
- Ikterus (Gelbsucht)
- Übelkeit, Migräne (anfallsweise, seitliche Kopfschmerzen), Nausea (Brechreiz)
- Ulcus cruris (Hautdefekt im Beinbereich)

MEERRETTICH (Kren)

Pharmazeut. Name:	Armoraciae radix
Botanischer Name:	Armoracia rusticana
Englischer Name:	Horse radish
Verwendete Teile:	Wurzel
Geschmack:	scharf
Thermische Wirkung:	heiß
Organzuordnung:	Herz, Lunge, Magen
Dosierung:	2–5g

Funktionen:

- Tonisiert das Yang
- Wirkt Wind-Feuchtigkeits-Stagnationen entgegen
- Vertreibt Feuchte-Kälte in Lunge und Dickdarm
- Vertreibt Kälte und Feuchtigkeit im Unteren Erwärmer

Anwendung bei:

- Müdigkeit, Kältegefühl
- Rheuma, Neuralgien (Nervenschmerzen)
- Diarrhoe (Durchfall), Appetitmangel, Nausea (Brechreiz)
- Fluor vaginalis (Scheideninfektionen mit Ausfluss), Zystitis (Blasenentzündung)
- Asthma bronchiale (rezidivierend auftretende, krampfhafte Lungenerkrankung), Bronchitis (Erkrankung der Atmungsorgane mit Husten und Auswurf) mit weißem Schleim

MEERZWIEBEL

Pharmazeut. Name:	Scillae bulbus
Botanischer Name:	Charybdis (Urginea) maritima
Englischer Name:	Sea onion
Verwendete Teile:	Zwiebel
Geschmack:	bitter, scharf, süß
Thermische Wirkung:	kühl
Organzuordnung:	Niere, Leber, Herz, Lunge
Dosierung:	1–3 g

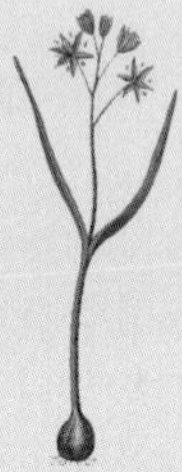

Abb. S. 129

Funktionen:

- Wirkt Flüssigkeits-Stagnationen entgegen
- Tonisiert das Herz-Yang
- Tonisiert das Lungen-Yin
- Wirkt als Expektorans und sekretolytisch (wie Ophiopogonis radix / Maimendong und Lilii bulbus / Baihe)
- Vertreibt Wind und Trockenheit in der Lunge
- Wirkt Leber-Qi-Stagnationen entgegen

Anwendung bei:

- Renalen und kardialen Ödeme (Wasseransammlungen)
- Palpitationen (Herzklopfen), Druckgefühl im Bereich des Thorax
- Herzinsuffizienz (Schwäche des Herzmuskels)
- Zystitis (Blasenentzündung) mit trübem Harn
- Trockenem Husten, Heiserkeit, Reizhusten, chronischer Bronchitis (Erkrankung der Atmungsorgane mit Husten und Auswurf)
- PMS (Prämenstruelles Syndrom: Schmerzen vor der Monatsblutung), Flankenschmerzen
- Aszitis (Flüssigkeitsansammlung im Bauchraum)
- Diabetes insipidus (Erkrankung mit starkem Flüssigkeitsverlust)
- Splenomegalie (Vergrößerung der Milz)

Anmerkung:

- Giftig!

MELISSE

Pharmazeut. Name:	Melissae folium
Botanischer Name:	Melissa officinalis
Englischer Name:	Balm
Verwendete Teile:	Blätter
Geschmack:	bitter, leicht adstringierend
Thermische Wirkung:	kalt
Organzuordnung:	Herz, Leber, Magen
Dosierung:	3–6 g

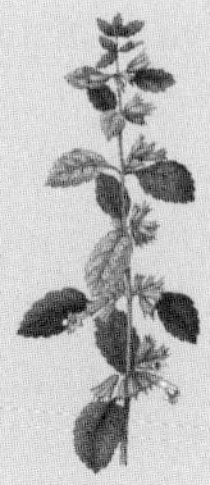

Abb. S. 129

Funktionen:

- Wirkt Herz-Feuer entgegen
- Beruhigt das Leber-Yang
- Wirkt Magen-Feuer entgegen
- Vertreibt äußere Wind-Hitze
- Wirkt Leber-Qi-Stagnationen entgegen
- Beruhigt Shen (Geist)

Anwendung bei:

- Palpitationen (Herzklopfen), Angina pectoris (Durchblutungsstörung des Herzens mit Beklemmungsgefühl)
- Einschlafproblemen, Unruhe
- Spasmen (Krämpfe)
- Dysmenorrhoe (Schmerzen zur Zeit der Monatsblutung)
- Amenorrhoe (Ausbleiben der Monatsblutung)
- Akuter und chronischer Bronchitis (Erkrankung der Atmungsorgane mit Husten und Auswurf)
- Migräne (anfallsweise, seitliche Kopfschmerzen)
- Koliken (krampfhafte Schmerzen) im Verdauungstrakt, Nausea (Brechreiz)
- Meteorismus (Blähungen)

MISTEL

Pharmazeut. Name:	Visci herba (Chin.: Sangjisheng)
Botanischer Name:	Viscum album
Englischer Name:	Mistletoe
Verwendete Teile:	Zweige und Blätter
Geschmack:	bitter
Thermische Wirkung:	neutral
Organzuordnung:	Nieren, Leber, Herz
Dosierung:	3–12 g

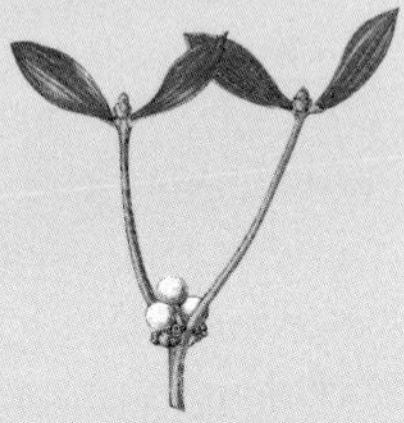
Abb. S. 129

Funktionen:

- Klärt Hitze
- Beruhigt Shen (Geist)
- Tonisiert Nieren- und Herz-Yin
- Leitet Herz-Feuer aus
- Wirkt der Diagnose: „Schleim verlegt die Herzkanäle" entgegen
- Stärkt Sehnen und Knochen
- Vertreibt äußere Wind-Feuchtigkeit
- Nährt das Blut
- Wirkt Leber-Qi-Stagnationen entgegen

Anwendung bei:

- Einschlafproblemen, Unruhe, Palpitationen (Herzklopfen)
- Hypertonie (hoher Blutdruck), Arteriosklerose
- Durch Hypertonie (hoher Blutdruck) hervorgerufener Vertigo (Drehschwindel)
- Lumboischialgie (Rückenschmerzen), Schwäche der Knie
- Schwäche bzw. Atrophie der Sehnen und Knochen
- Trockener Haut
- Unruhigem Fetus und uterinen Blutungen während einer Gravidität (Schwangerschaft)
- Epilepsie

MUTTERKRAUT

Pharmazeut. Name:	Chrysanthemi parthenii herba
Botanischer Name:	Tanacetum parthenium, syn. Chrysanthemum
Englischer Name:	Feverfew
Verwendete Teile:	Kraut
Geschmack:	bitter, leicht scharf
Thermische Wirkung:	kühl
Organzuordnung:	Magen, Dickdarm, Leber
Dosierung:	2–5 g

Funktionen:
- Wirkt Leber-Qi-Stagnationen entgegen
- Vertreibt Wind-Kälte-Bi-Syndrom
- Vertreibt Feuchte-Kälte im Kopf und Unteren Erwärmer

Anwendung:
- Neuralgien (Nervenschmerzen) im Bereich von Ischias und Trigeminus
- Epilepsie, Spasmen (Krämpfe), Lähmungen
- Cephalea (Kopfschmerzen), Migräne (anfallsweise, seitliche Kopfschmerzen)
- PMS (Prämenstruelles Syndrom: Schmerzen vor der Monatsblutung)
- Rheuma

MYRRHE

Pharmazeut. Name:	Myrrha (Chin.: Moyao)
Botanischer Name:	Commiphora myrrha
Englischer Name:	Myrrh
Verwendete Teile:	Harz
Geschmack:	bitter
Thermische Wirkung:	neutral
Organzuordnung:	Leber, Herz, Milz
Dosierung:	1–3 g

Funktionen:

- Bewegt das Blut und wirkt Blut-Stagnation entgegen
- Reduziert Schwellungen
- Vertreibt Schleim-Kälte in der Lunge
- Wirkt Qi-Stagnation entgegen

Anwendung bei:

- Prellungen, Schwellungen
- Unbeweglichen abdominellen Massen, Obstruktionen
- Schmerzen
- Chronischen, schlecht bzw. nicht heilenden Wunden
- Stomatitis (Entzündung der Mundschleimhaut), Laryngitis (Halsentzündungen)
- Chronischer Bronchitis (Erkrankung der Atmungsorgane mit Husten und Auswurf) mit viel Schleim in der Lunge
- Äußerlich bei eiternden Wunden

Anmerkung:

- Nicht während einer Gravidität (Schwangerschaft) und bei starken uterinen Blutungen!

MYRTE

Pharmazeut. Name:	Myrti folium
Botanischer Name:	Myrtus communis
Englischer Name:	Myrtle
Verwendete Teile:	Blätter
Geschmack:	scharf, sauer
Thermische Wirkung:	warm
Organzuordnung:	Lunge, Blase
Dosierung:	1–3 g

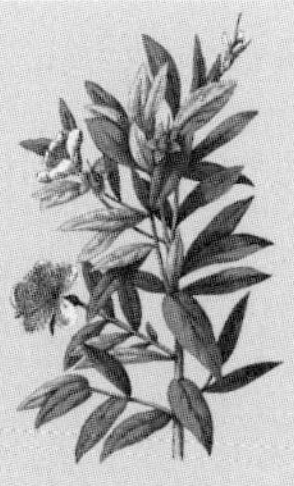

Abb. S. 130

Funktionen:

- Leitet toxische Hitze aus
- Leitet Schleim-Kälte in der Lunge aus
- Leitet Feuchtigkeit und Schleim im Unteren Erwärmer aus

Anwendung bei:

- Bronchitis (Erkrankung der Atmungsorgane mit Husten und Auswurf), Asthma bronchiale (rezidivierend auftretende, krampfhafte Lungenerkrankung)
- Chronischer Rhinitis (Schnupfen)
- Fluor vaginalis (Scheideninfektionen mit Ausfluss), Zystitis (Blasenentzündung)
- Fördert die Abheilung von Abszessen

ODERMENNIG

Pharmazeut. Name:	Agrimoniae herba
Botanischer Name:	Agrimonia eupatoria
Englischer Name:	Agrimony, sticklewort
Verwendete Teile:	Kraut
Geschmack:	bitter, leicht adstringierend
Thermische Wirkung:	kalt
Organzuordnung:	Leber, Gallenblase, Dickdarm, Magen
Dosierung:	2–6 g

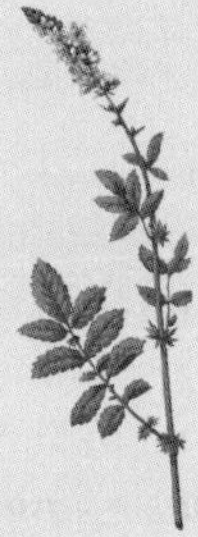

Abb. S. 130

Funktionen:

- Leitet Feuchte-Hitze in Leber und Gallenblase aus
- Beendet Blutungen bei Blut-Hitze
- Wirkt Feuchte-Hitze in Blase und Dickdarm entgegen

Anwendung bei:

- Wundheilungsstörungen
- Ikterus (Gelbsucht), Cholezystolithiasis (Gallensteine)
- Husten mit blutigem Sputum
- Chronischer Laryngitis (Halsentzündungen)
- Diabetes mellitus (Zuckerkrankheit)
- Diarrhoe (Durchfall) bei Feuchte-Hitze (übel riechend)
- Cholezystitis (Gallenblasenentzündung), Hepatitis (Entzündung der Leber)
- Als Gurgelmittel bei Aphten (Defekte der Mundschleimhaut) im Mundbereich

PASSIONSBLUME

Pharmazeut. Name:	Passiflorae herba
Botanischer Name:	Passiflora incarnata
Englischer Name:	Passion flower
Verwendete Teile:	Kraut
Geschmack:	neutral
Thermische Wirkung:	kühl
Organzuordnung:	Herz, Niere, Lunge
Dosierung:	2–6 g

Funktionen:

- Klärt Hitze
- Beruhigt Shen (Geist)
- Wirkt Herz- und Leber-Feuer entgegen
- Beruhigt aufsteigendes Leber-Yang und inneren Wind
- Wirkt Leber-Qi-Stagnationen entgegen
- Wirkt der Diagnose „Schleim verlegt die Herzkanäle" entgegen

Anwendung bei:

- Schmerzen
- Agitation, Unruhezuständen, Aphten (Defekte der Mundschleimhaut), Palpitationen (Herzklopfen), dunklem Harn
- Cephalea (Kopfschmerzen) am Vertex, bitterem Mundgeschmack
- Hypertonie (hoher Blutdruck)
- Tremor (Zittern), Spasmen (Krämpfe), Epilepsie, Eklampsie
- Neuralgien (Nervenschmerzen)
- Migräne (anfallsweise, seitliche Kopfschmerzen)
- Insomnia (Schlaflosigkeit)

PESTWURZ

Pharmazeut. Name:	Petasites radix
Botanischer Name:	Petasites hybridus
Englischer Name:	Butterbur, sweet coltsfoot
Verwendete Teile:	Wurzel
Geschmack:	süß, bitter
Thermische Wirkung:	kalt
Organzuordnung:	Lunge, Herz, Nieren, Blase
Dosierung:	2–6 g

Funktionen:

- Vertreibt äußere Wind-Kälte (wie Notopterygii rhizoma / Qianghuo)
- Wirkt beruhigend
- Wirkt Magen-Feuer entgegen
- Wirkt mild Leber-Qi-Stagnationen entgegen
- Tonisiert das Lungen-Qi
- Leitet Stagnation, die auf Grund von Feuchtigkeit bestehen, aus
- Leitet Feuchtigkeit und Schleim in der Lunge aus
- Wirkt diuretisch

Anwendung bei:

- Gastritis (Entzündung der Magenschleimhaut), Reizmagen
- Römheld-Syndrom (gastrokardiales Syndrom)
- Neuralgien (Nervenschmerzen), Rheuma
- Pneumonie (Lungenentzündung), Husten, Druckgefühl im Bereich des Thorax
- PMS (Prämenstruelles Syndrom: Schmerzen vor der Monatsblutung), Migräne (anfallsweise, seitliche Kopfschmerzen)
- Anurie (Harnverhalten)
- Anfangsstadium von Infektionserkrankungen mit Schüttelfrost, Nackenschmerzen
- Schmerzen

PETERSILIENWURZEL

Pharmazeut. Name:	Petroselini radix
Botanischer Name:	Petroselinum crispum
Englischer Name:	Parsley
Verwendete Teile:	Wurzel
Geschmack:	süß
Thermische Wirkung:	warm
Organzuordnung:	Milz, Leber
Dosierung:	3–9 g

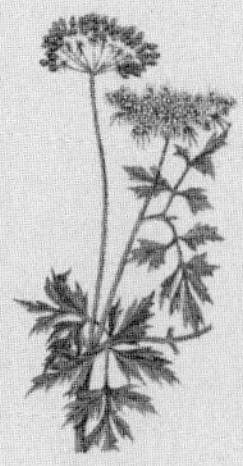

Abb. S. 131

Funktionen:

- Tonisiert das Blut über die Milz, die für die Blutproduktion zuständig ist
- Tonisiert das Milz-Qi Mangel
- Wirkt Leber-Qi-Stagnationen entgegen
- Leitet Feuchtigkeits-Stagnationen aus
- Stoppt den Milchfluss

Anwendung bei:

- Anämie (Blutmangel), Haarverlust
- Zystitis (Blasenentzündung), Urethritis (Entzündung des Harnleiters)
- Anurie (Harnverhalten), speziell bei alten Menschen, Prostatitis (Entzündung der Vorsteherdrüse)
- Nephrolithiasis (Nierensteine)
- Amenorrhoe (Ausbleiben der Monatsblutung) bzw. verspäteter Monatsblutung
- Appetitmangel, Gewichtsverlust
- Gastritis (Entzündung der Magenschleimhaut), Ikterus (Gelbsucht)

PFEFFER, SCHWARZ

Pharmazeut. Name:	Piperis nigri fructus
Botanischer Name:	Piper nigrum
Englischer Name:	Pepper
Verwendete Teile:	Samen
Geschmack:	scharf
Thermische Wirkung:	heiß
Organzuordnung:	Milz, Magen, Dickdarm
Dosierung:	1,5–4 g

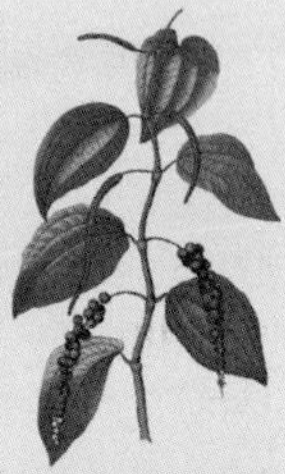

Abb. S. 131

Funktionen:

- Tonisiert das Milz-Yang
- Vertreibt Kälte

Anwendung bei:

- Diarrhoe (Durchfall)
- Nausea (Brechreiz), Erbrechen
- Völlegefühl nach dem Essen
- Libidomangel, Impotenz

PFEFFERMINZE

Pharmazeut. Name:	Menthae piperitae herba (Chin.: Bohe)
Botanischer Name:	Mentha piperita
Englischer Name:	Peppermint
Verwendete Teile:	Kraut
Geschmack:	scharf
Thermische Wirkung:	kühl
Organzuordnung:	Lunge, Leber
Dosierung:	1,5–6 g

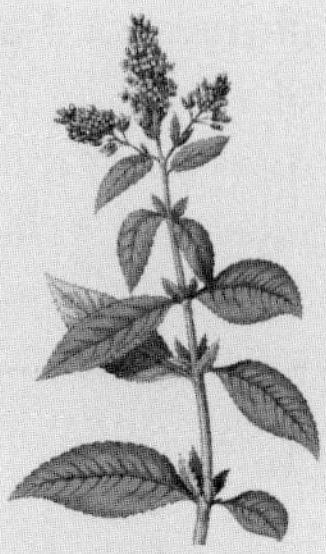

Abb. S. 131

Funktionen:

- Vertreibt Wind-Hitze
- Klärt im Bereich des Kopfes und der Augen
- Wirkt einer Leber-Qi-Stagnation entgegen
- Wirkt der Diagnose „Holz attackiert Erde entgegen“
- Bringt Ausschläge an die Oberfläche und beschleunigt dadurch deren Abheilung
- Gibt jedem Dekokt einen angenehmen Geschmack

Anwendung bei:

- Fieber, Cephalea (Kopfschmerzen), Husten
- Spasmen (Krämpfe) des Gastrointestinaltraktes (Magen-Darmtraktes)
- Meteorismus (Blähungen), Gastritis (Entzündung der Magenschleimhaut), Dyspepsie (Schwäche und Verdauungstraktes)
- Konjunctivitis (Bindehautentzündung), Cephalea (Kopfschmerzen)
- Masern, Röteln etc. im Anfangsstadium
- PMS (Prämenstruelles Syndrom: Schmerzen vor der Monatsblutung), Migräne (anfallsweise, seitliche Kopfschmerzen)
- Insomnia (Schlaflosigkeit)
- Cholezystolithiasis (Gallensteine)

PFINGSTROSE, ROT

Pharmazeut. Name:	Paeonia rubra radix (Chin.: Chishao)
Botanischer Name:	Paeonia officinalis
Englischer Name:	Red peony
Verwendete Teile:	Wurzel
Geschmack:	sauer, bitter
Thermische Wirkung:	kühl
Organzuordnung:	Leber, Milz
Dosierung:	3–9 g

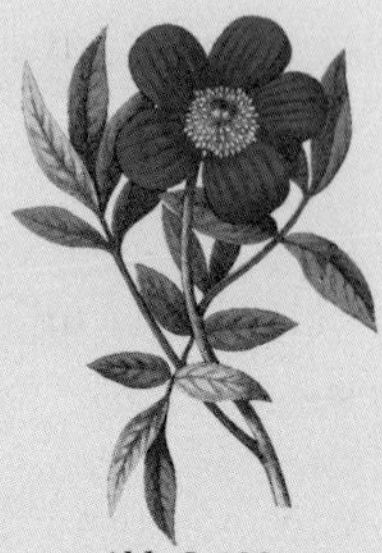

Abb. S. 132

Funktionen:

- Wirkt Blut-Stagnationen entgegen
- Kühlt das Blut
- Kühlt Hitze
- Wirkt Leber-Feuer entgegen

Anwendung bei:

- Konjunctivitis (Bindehautentzündung) mit roten, geschwollenen Augen
- Dysmenorrhoe (Schmerzen zur Zeit der Monatsblutung)
- Amenorrhoe (Ausbleiben der Monatsblutung)
- Myomen
- Abszessen
- Schmerzen nach Verletzungen

PFINGSTROSE, WEISS

Pharmazeut. Name:	Paeonia alba radix (Chin.: Baishao)
Botanischer Name:	Paeonia suffruticosa
Englischer Name:	White peony
Verwendete Teile:	Wurzel
Geschmack:	bitter, sauer
Thermische Wirkung:	kühl
Organzuordnung:	Leber, Milz
Dosierung:	6–15 g

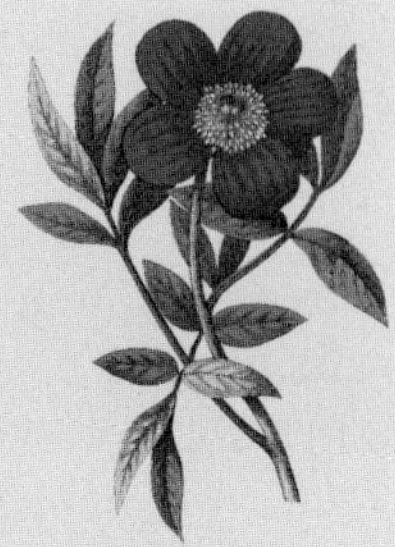

Abb. S. 132

Funktionen:

- Nährt das Leber-Blut
- Beruhigt aufsteigendes Leber-Yang
- Tonisiert das Yin
- Harmonisiert Nähr-Qi (Ying-Qi) und Abwehr-Qi (Wei-Qi)
- Beseitigt Schwitzen
- Reguliert die Menstruation

Anwendung bei:

- Anämie (Blutmangel)
- In der Gynäkologie häufig verwendet!
- Amenorrhoe (Ausbleiben der Monatsblutung)
- Dysmenorrhoe (Schmerzen zur Zeit der Monatsblutung), PMS (Prämenstruelles Syndrom: Schmerzen vor der Monatsblutung)
- Spasmen (Krämpfe)
- Spermatorrhoe (unabsichtlicher Samenerguss)
- Spontanem Schwitzen und Nachtschweiß
- Cephalea (Kopfschmerzen)

PINELLIE

Pharmazeut. Name:	Pinelliae rhizoma (Chin.: Banxia)
Botanischer Name:	Pimpinella saxifraga
Englischer Name:	Pinellia
Verwendete Teile:	Kraut
Geschmack:	scharf
Thermische Wirkung:	warm
Organzuordnung:	Magen, Lunge
Dosierung:	4,5–12 g

Funktionen:

- Harmonisiert den Magen
- Wandelt Feuchtigkeit und Schleim um
- Senkt rebellierendes Magen-Qi nach unten
- Löst Knoten und Stagnationen auf

Anwendung bei:

- Husten mit schleimigem Sputum
- Nausea (Brechreiz) und Erbrechen
- Völlegefühl, Appetitlosigkeit
- Depressionen

Anmerkungen:

- Roh ist Pinelliae rhizoma / Banxia toxisch
- Fabanxia ist die präparierte Form
- Inkompatibel mit Aconiti radix lateralis / Fuzi
- Vorsicht bei trockenem Husten durch Yin-Mangel

PORTULAK

Pharmazeut. Name:	Portulacae herba
Botanischer Name:	Portulaca sativa
Englischer Name:	Purslane
Verwendete Teile:	Kraut
Geschmack:	leicht sauer, süß, salzig
Thermische Wirkung:	kühl
Organzuordnung:	Magen, Dickdarm
Dosierung:	3–6 g

Funktionen:

- Beruhigt Leber- und Magen-Feuer
- Klärt Hitze in der Blut- und Qi-Schicht
- Tonisiert das Yin
- Leitet Feuchte-Hitze in der Blase aus

Anwendung bei:

- Obstipation (Verstopfung), Durst
- Trockenem Husten
- Plötzlichen Blutungen, Ausschlägen
- Zystitis (Blasenentzündung), Urethritis (Entzündung des Harnleiters)
- Fluor vaginalis (Scheideninfektionen mit Ausfluss), Spermatorrhoe (unabsichtlicher Samenerguss)

REBHUHNBEERE

Pharmazeut. Name:	Mitchellae herba
Botanischer Name:	Mitchella repens
Englischer Name:	Padridgeberry, Squaw Vine
Verwendete Teile:	Blätter, Wurzel
Geschmack:	bitter, adstringierend
Thermische Wirkung:	kühl
Organzuordnung:	Leber, Niere, Blase, Herz
Dosierung:	3–6 g

Funktionen:

- Wirkt harmonisierend in der Gravidität (Schwangerschaft), speziell in den letzten 3 Monaten
- Wirkt einer Blut-Stagnation entgegen
- Fördert die Laktation
- Trocknet Feuchtigkeit
- Leitet Feuchtigkeits-Stagnationen aus, die durch einen Nieren-Yang-Mangel entstanden sind, aus
- Tonisiert das Milz-Qi

Anwendung bei:

- Verspäteter Monatsblutung
- Drohender Frühgeburt
- Morgendlicher Übelkeit
- Vorbeugend und während einer Gravidität (Schwangerschaft)
- Dysmenorrhoe (Schmerzen zur Zeit der Monatsblutung)
- PMS (Prämenstruelles Syndrom: Schmerzen vor der Monatsblutung)
- Palpitationen (Herzklopfen), Schmerzen im Herzbereich, Unruhe
- Zystitis (Blasenentzündung), Dysurie (Schmerzen beim Wasserlassen), Urethritis (Entzündung des Harnleiters)
- Schweregefühl im Bauch, Völlegefühl, Meteorismus (Blähungen), Nausea (Brechreiz)
- Spasmen (Krämpfe) in der Nacht
- Problemen beim Stillen

RETTICHSAMEN

Pharmazeut. Name:	Raphani semen (Chin.: Laifuzi)
Botanischer Name:	Raphanus sativus
Englischer Name:	Black raddish
Verwendete Teile:	Samen
Geschmack:	scharf
Thermische Wirkung:	warm
Organzuordnung:	Lunge, Magen, Milz
Dosierung:	6–12 g

Funktionen:

- Wirkt Feuchtigkeit in der Lunge entgegen
- Tonisiert das Gallenblasen-Yang
- Senkt bei einer Umkehrung des Magen-Qi das Magen-Qi ab
- Gegen Nahrungsmittel-Stagnation im mittleren Erwärmer
- Tonisiert das Milz-Qi

Anwendung bei:

- Appetitlosigkeit
- Übelkeit, Nausea (Brechreiz), Erbrechen
- Obstipation (Verstopfung)
- Unentschlossenheit
- Chronischer Bronchitis (Erkrankung der Atmungsorgane mit Husten und Auswurf)
- Verminderter Darmperistaltik

RHABARBER

Pharmazeut. Name:	Rhei radix (Chin.: Dahuang)
Botanischer Name:	Rheum palmatum
Englischer Name:	Rhubarb
Verwendete Teile:	Wurzel
Geschmack:	bitter
Thermische Wirkung:	kalt
Organzuordnung:	Herz, Dickdarm, Magen, Leber
Dosierung:	3–6–15 g

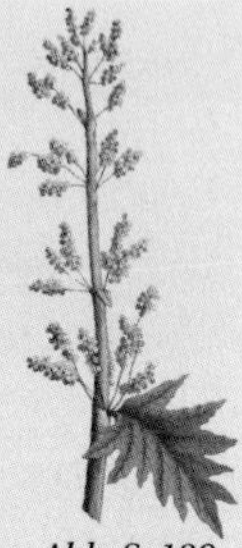

Abb. S. 132

Funktionen:

- Leitet Hitze und toxische Hitze aus
- Leitet Feuchte-Hitze aus
- Klärt Hitze im Bereich des Yangming
- Kühlt das Blut
- Wirkt mild Blut-Stagnationen entgegen

Anwendung bei:

- Infektionen mit hohem Fieber, starkem Schwitzen, starkem Durst, gelbem Zungenbelag
- Ikterus (Gelbsucht)
- Schmerzen im Urogenitalsystem
- Amenorrhoe (Ausbleiben der Monatsblutung), tastbaren Massen im Abdomen
- Konjunctivitis (Bindehautentzündung)
- Dermatitis (Entzündung der Haut)

Anmerkung:

- Nicht verwenden bei äußeren Erkrankungen, bei Qi- und Blut-Mangel und während einer Gravidität (Schwangerschaft)!
- Dosierung: Kleine Mengen haben eine adstringierende und beruhigende Wirkung. Mittlere Mengen haben eine stimulierende Wirkung auf den Verdauungstrakt. Große Mengen wirken purgierend, kühlend und ausleitend.
- Je länger die Kochdauer, desto geringer ist die purgierende Wirkung
- Sollte immer nur wenige Tage hindurch eingenommen werden
- Vorsicht bei Mangel-Zuständen oder äußeren „Pathogenen Faktoren“

RINGELBLUME

Pharmazeut. Name:	Calendulae flos
Botanischer Name:	Calendula officinalis
Englischer Name:	Marigold
Verwendete Teile:	Blüte
Geschmack:	leicht bitter, süß, salzig
Thermische Wirkung:	neutral
Organzuordnung:	Leber, Herz
Dosierung:	3–6 g

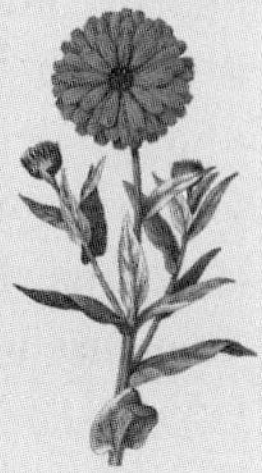

Abb. S. 132

Funktionen:

- Leitet toxische Hitze aus
- Wirkt mild Blut-Stagnationen entgegen
- Wirkt entzündungshemmend (wie Lonicera flos / Jinyinhua und Forsythiae fructus / Lianciao)
- Klärt Wind-Hitze
- Tonisiert das Herz-Yin
- Stoppt Blutungen
- Trocknet Feuchte-Hitze im Unteren Erwärmer
- Wirkt mild Leber-Qi-Stagnationen entgegen

Anwendung bei:

- Wundheilungsstörungen
- Verletzungen mit Substanzverlust
- PMS (Prämenstruelles Syndrom: Schmerzen vor der Monatsblutung), Dysmenorrhoe (Schmerzen zur Zeit der Monatsblutung)
- Fluor vaginalis (Scheideninfektionen mit Ausfluss)
- Phlebitis (Venenentzündungen), Hämorrhoiden
- Ulcus duodeni (Zwölffingerdarmgeschwür)
- Palpitationen (Herzklopfen), Unruhe, Nachtschweiß
- Äußerlich bei Ulcus cruris (Hautdefekt im Beinbereich)
- Speziell wirksam für die Haut und in der Gynäkologie
- Anfangsstadium von Infektionserkrankungen mit Schmerzen, Unruhe, aber ohne Fieber

ROHRKOLBEN, Schmalblättriger

Pharmazeut. Name:	Pollen typae
Botanischer Name:	Typha angustifolia
Englischer Name:	Cattail, bulrush
Verwendete Teile:	Blütenstaub
Geschmack:	süß, scharf, leicht sauer
Thermische Wirkung:	neutral
Organzuordnung:	Leber, Milz, Herz
Dosierung:	2–5 g

Funktionen:

- Löst Blut-Stagnationen auf, bewegt das Blut
- Stoppt Blutungen (Bei Vorliegen einer Blut-Stagnation)
- Tonisiert das Herz-Qi
- Regt die Diurese an

Anwendung bei:

- Schmerzen post partum (nach der Geburt)
- Dysmenorrhoe (Schmerzen zur Zeit der Monatsblutung) mit klumpigem Blut, Hypermenorrhoe (zu starke Monatsblutung)
- Äußeren Verletzungen, Epistaxis (Nasenbluten)
- Myomen und Zysten in der Gebärmutter
- Unruhe

ROSE

Pharmazeut. Name:	Rosae flos
Botanischer Name:	Rosa gallica
Englischer Name:	Rose
Verwendete Teile:	Blütenblätter
Geschmack:	süß, adstringierend
Thermische Wirkung:	kühl
Organzuordnung:	Herz, Magen
Dosierung:	3–6 g

Funktionen:

- Klärt Blut-Hitze
- Beruhigt aufsteigendes Leber-Yang
- Kühlt Herz- und Magen-Feuer
- Wirkt mild Leber-Qi-Stagnationen entgegen
- Wirkt der Diagnose „Schleim verlegt die Herzkanäle" entgegen
- Wirkt leicht adstringierend

Anwendung bei:

- Depressionen
- Verwirrung, Anspannung
- Blutungen, die plötzlich oder zu stark auftreten
- Sterilität (Unfruchtbarkeit)

Anmerkung:

- Die weiße Rose ist kühler als die rote.
- Die frischen Blätter sind bewegender, die getrockneten adstringierend.

ROSMARIN

Pharmazeut. Name:	Rosmarini folium
Botanischer Name:	Rosmarinus officinalis
Englischer Name:	Rosemary
Verwendete Teile:	Blätter
Geschmack:	leicht bitter, scharf
Thermische Wirkung:	warm
Organzuordnung:	Nieren, Milz, Gallenblase
Dosierung:	3–6 g

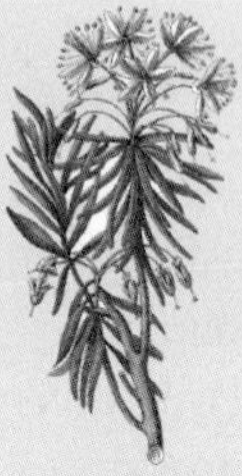

Abb. S. 133

Funktionen:

- Tonisiert das Nieren-Qi
- Tonisiert das Milz-Qi
- Tonisiert das Nieren- und Milz-Yang
- Wirkt mild Leber-Qi-Stagnationen entgegen
- Leitet Wind-Kälte und Feuchtigkeit aus (Bi-Syndrom)
- Tonisiert das Herz-Blut
- Tonisiert das Herz- und Lungen-Qi
- Wirkt mild Blut-Stagnationen entgegen

Anwendung bei:

- Amenorrhoe (Ausbleiben der Monatsblutung), Oligomenorrhoe (zu geringe Monatsblutung)
- Dysmenorrhoe (Schmerzen zur Zeit der Monatsblutung)
- Müdigkeit, Kältegefühl, Völlegefühl nach dem Essen
- Akutem Rheuma und Neuralgien (Nervenschmerzen)
- Dyspnoe (Kurzatmigkeit), Palpitationen (Herzklopfen)
- Bronchitis (Erkrankung der Atmungsorgane mit Husten und Auswurf)
- Migräne (anfallsweise, seitliche Kopfschmerzen), Cholezystolithiasis (Gallensteine)
- Libidomangel, Lumboischialgie (Rückenschmerzen)
- Angina pectoris (Durchblutungsstörung des Herzens mit Beklemmungsgefühl)
- Lindert Cephalea (Kopfschmerzen) bei Hypotonie (niederer Blutdruck)
- Beginn eines Infektes mit Müdigkeit, Schmerzen, Kälteabneigung
- Als Tonikum bei Schwächezuständen, Gedächtnisschwäche

ROSSKASTANIE

Pharmazeut. Name:	Hippocastani semen, cortex
Botanischer Name:	Aesculus hippocastanum
Englischer Name:	Horse chestnut
Verwendete Teile:	Samen, Rinde
Geschmack:	bitter, adstringierend, scharf
Thermische Wirkung:	kühl
Organzuordnung:	Leber, Blutgefäße
Dosierung:	3–6 g

Funktionen:

- Wirkt mild Leber-Blut-Stagnationen entgegen (wie Rubiae radix / Qiancao)
- Wirkt Leber-Qi-Stagnationen entgegen
- Wirkt der Diagnose „Schleim verlegt die Herzkanäle" entgegen
- Stoppt Blutungen

Anwendung bei:

- Thrombosen, Varizen (Krampfadern)
- Hämorrhoiden
- Zwischenblutungen, verfrühten Blutungen, Hypermenorrhoe (zu starke Monatsblutung)
- Obstipation (Verstopfung), Cephalea (Kopfschmerzen), Völlegefühl
- Gastroenteritis (Entzündung des Magen-Darmtraktes)
- Hyperurikämie (Erhöhung der Harnsäurewerte)
- Fieber

Anmerkung:

- Die Samen wirken stärker blutbewegend, die Rinde mehr adstringierend und fiebersenkend!

SALBEI

Pharmazeut. Name:	Salviae folium	
Botanischer Name:	Salvia officinalis	
Englischer Name:	Sage	
Verwendete Teile:	Blätter	
Geschmack:	scharf, bitter, adstringierend	
Thermische Wirkung:	kühl	
Organzuordnung:	Magen, Lunge	
Dosierung:	3–6 g	

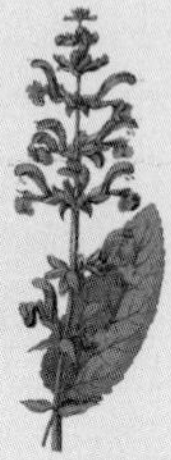

Abb. S. 133

Funktionen:

- Tonisiert das Milz-Qi und -Yang
- Leitet Feuchte-Kälte in Milz, Blase und Kopfbereich aus
- Leitet Feuchtigkeit in der Lunge aus
- Wirkt Qi-Stagnationen entgegen
- Reguliert das Öffnen und Schließen der Poren

Anwendung bei:

- Dyspnoe (Kurzatmigkeit)
- Nachtschweiß
- Müdigkeit, Diarrhoe (Durchfall), Appetitlosigkeit
- Sinusitis (Entzündung der Nasennebenhöhlen), Laryngitis (Halsentzündungen)
- Als Gurgelmittel bei Stomatitis (Entzündung der Mundschleimhaut), Tonsillitis (Mandelentzündung)
- Fluor vaginalis (Scheideninfektionen mit Ausfluss), Zystitis (Blasenentzündung)
- Asthma bronchiale (rezidivierend auftretende, krampfhafte Lungenerkrankung), Bronchitis (Erkrankung der Atmungsorgane mit Husten und Auswurf) mit weißem Schleim
- Dysmenorrhoe (Schmerzen zur Zeit der Monatsblutung), PMS (Prämenstruelles Syndrom: Schmerzen vor der Monatsblutung)
- Zu starker Milchsekretion

Anmerkung:

- Vorsicht während einer Gravidität (Schwangerschaft), da das Kraut Gebärmutterkontraktionen hervorrufen kann!

SAUERAMPFER

Pharmazeut. Name:	Rumicis herba, radix
Botanischer Name:	Rumex acetosa
Englischer Name:	Sorrel
Verwendete Teile:	Wurzel
Geschmack:	bitter, adstringierend
Thermische Wirkung:	kühl
Organzuordnung:	Dickdarm, Niere
Dosierung:	3–6 g

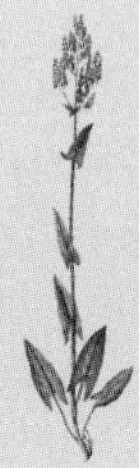

Abb. S. 133

Funktionen:

- Klärt Hitze und toxische Hitze
- Wirkt Leber-Blut-Stagnationen entgegen
- Nährt das Blut
- Löst Qi-Stagnationen auf, speziell im Unteren Erwärmer

Anwendung bei:

- Müdigkeit
- Chronischen Erkrankungen wie Rheuma, Arthritis (Gelenksentzündung)
- Chronischer Obstipation (Verstopfung)
- Zystitis (Blasenentzündung), Nephrolithiasis (Nierensteine)
- Trockener Haut, Abszessen, Furunkeln
- PMS (Prämenstruelles Syndrom: Schmerzen vor der Monatsblutung)
- Geschwollenen Lymphdrüsen
- Anämie (Blutmangel), Amenorrhoe (Ausbleiben der Monatsblutung) bzw. wenig Menstruationsblut
- Sauerampfer enthält viel Vitamin C und kann zur Behandlung der Vitamin-C-Avitaminose verwendet werden (Skorbut, Neigung zu Blutungen)

SCHAFGARBE

Pharmazeut. Name:	Millefolii herba
Botanischer Name:	Achillea millefolium
Englischer Name:	Milfoil, common yarrow
Verwendete Teile:	Kraut
Geschmack:	scharf, bitter, süß
Thermische Wirkung:	neutral bzw. leicht kühl
Organzuordnung:	Leber, Milz, Blase, Herz
Dosierung:	3–6 g

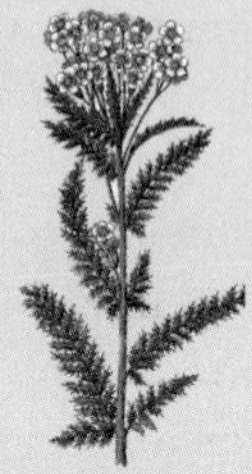

Abb. S. 133

Funktionen:

- Vertreibt äußere Wind-Kälte und -Hitze
- Tonisiert das Milz- und Herz-Qi
- Wirkt Leber-Qi-Stagnationen entgegen
- Beruhigt aufsteigendes Leber-Yang
- Leitet Feuchtigkeit und Schleim aus
- Leitet verborgene Pathogene Erreger aus
- Wirkt Blut-Stagnationen entgegen
- Stoppt mild Blutungen

Anwendung bei:

- Verdauungsproblemen, Völlegefühl, Appetitmangel
- Obstipation (Verstopfung)
- Dysmenorrhoe (Schmerzen zur Zeit der Monatsblutung)
- Cholezystitis (Gallenblasenentzündung)
- Flankenschmerzen, PMS (Prämenstruelles Syndrom: Schmerzen vor d. Monatsblutung), Migräne (anfallsw., seitl. Kopfschmerzen)
- Schüttelfrost, Masern
- Cephalea (Kopfschmerzen), Augenschmerzen, Vertigo (Drehschwindel)
- Hypertonie (hoher Blutdruck)
- Hämorrhoidalblutungen, Thrombosen, Phlebitis (Venenentzündungen)
- Fluor vaginalis (Scheideninfektionen mit Ausfluss) (weiß)
- Gastroenteritis (Entzündung des Magen-Darmtraktes)

SCHLÜSSELBLUME

Pharmazeut. Name:	Primulae flos
Botanischer Name:	Primula veris
Englischer Name:	Cowslip, primrose
Verwendete Teile:	Blüten
Geschmack:	leicht süß
Thermische Wirkung:	neutral
Organzuordnung:	Herz
Dosierung:	1–3 g

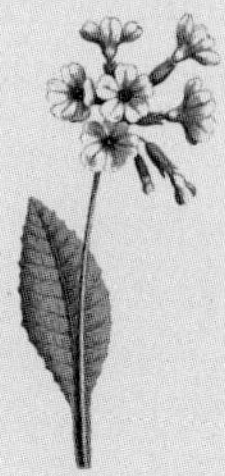

Abb. S. 134

Funktionen:

- Nährt das Herz-Qi
- Wirkt Qi-Stagnationen im Oberen Erwärmer entgegen
- Beruhigt inneren Wind, stoppt Krämpfe
- Klärt äußere Wind-Hitze
- Vertreibt Feuchte-Hitze im Kopfbereich (wie Viticis fructus / Manjingzi)
- Wirkt als mildes Expektorans

Anwendung bei:

- Druckgefühl im Bereich des Thorax, Palpitationen (Herzklopfen)
- Insomnia (Schlaflosigkeit), Unruhezuständen, Neurasthenie (nervöse Erschöpfung)
- Spasmen (Krämpfe), speziell bei Kindern
- Sinusitis (Entzündung der Nasennebenhöhlen)
- Migräne (anfallsweise, seitliche Kopfschmerzen)
- Myokarditis (Entzündung des Herzmuskels)
- Chronischer Bronchitis (Erkrankung der Atmungsorgane mit Husten und Auswurf), Asthma bronchiale (rezidivierend auftretende, krampfhafte Lungenerkrankung)
- Fieber, Cephalea (Kopfschmerzen), Muskelschmerzen
- Rheumatischer Arthritis (Gelenksentzündung)
- Hyperurikämie (Erhöhung der Harnsäurewerte)

SCHNEEBALL, WILDER

Pharmazeut. Name:	Viburni cortex
Botanischer Name:	Viburnum lantana Viburnum opulus
Englischer Name:	European cranberry
Verwendete Teile:	Rinde der Wurzel
Geschmack:	adstringierend, bitter
Thermische Wirkung:	kühl
Organzuordnung:	Leber, Milz, Lunge
Dosierung:	1–3 g

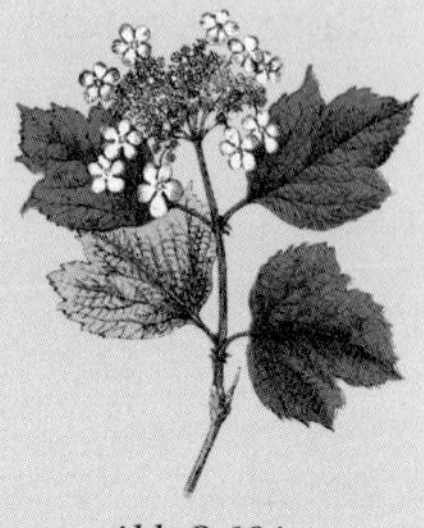

Abb. S. 134

Funktionen:

- Kühlt Hitze in der Blut (Xue)- und Nähr (Ying)-Schicht
- Wirkt Blut-Stagnationen entgegen
- Klärt Feuchte-Hitze in der Lunge
- Wirkt Leber-Qi-Stagnationen entgegen
- Klärt Feuchte-Hitze in Leber und Milz

Anwendung bei:

- Plötzlichen Blutungen, Unruhezustände
- Dysmenorrhoe (Schmerzen zur Zeit der Monatsblutung)
- Nausea (Brechreiz), Völlegefühl, seitlichen Cephalea (Kopfschmerzen)
- Reizbarkeit
- Husten mit gelbem Auswurf

SCHNEEFLOCKENBAUM

Pharmazeut. Name:	Chionanthus cortex radicis
Botanischer Name:	Chionanthus virginicus
Englischer Name:	Fringe tree
Verwendete Teile:	Rinde der Wurzel
Geschmack:	bitter, leicht adstringierend
Thermische Wirkung:	kühl
Organzuordnung:	Leber, Gallenblase, Milz
Dosierung:	1–3 g

Funktionen:

- Wirkt Leber-Qi-Stagnationen entgegen
- Klärt Feuchte-Hitze der Leber und Milz (wie Scutellariae radix / Huangqin)
- Kühlt Leber-Feuer
- Klärt Fieber im Shaoyang-Stadium (z. B. Malaria)

Anwendung bei:

- Flankenschmerzen, Müdigkeit
- Obstipation (Verstopfung)
- Cholezystolithiasis (Gallensteine), Hepatitis (Entzündung der Leber), beginnender Leberzirrhose
- Cephalea (Kopfschmerzen), Hitze im Kopfbereich
- Wechselnd starkem Fieber, in Abwechslung mit Schüttelfrost
- Ikterus (Gelbsucht)
- Diabetes mellitus (Zuckerkrankheit)
- Malaria

SCHNITTLAUCH

Pharmazeut. Name:	Allii schoenoprasi herba
Botanischer Name:	Allium schoenoprasum
Englischer Name:	Chives
Verwendete Teile:	Kraut
Geschmack:	scharf
Thermische Wirkung:	warm
Organzuordnung:	Nieren
Dosierung:	3–6 g

Funktionen:

- Tonisiert das Nieren-Yang
- Wirkt schweißtreibend
- Wirkt Blut-Stagnationen entgegen

Anwendung bei:

- Libidomangel, (Unfruchtbarkeit)
- Kältegefühl
- Lumboischialgie (Rückenschmerzen)

SCHÖLLKRAUT

Pharmazeut. Name:	Chelidonii herba
Botanischer Name:	Chelidonium majus
Englischer Name:	Celandine
Verwendete Teile:	Kraut und Wurzel
Geschmack:	bitter, leicht scharf
Thermische Wirkung:	kalt
Organzuordnung:	Leber, Gallenblase, Lunge
Dosierung:	0,5–1 g

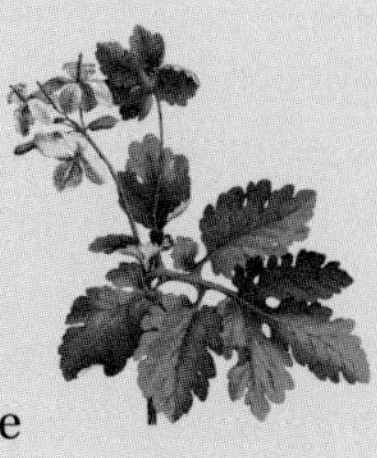

Abb. S. 134

Funktionen:

- Wirkt Leber-Qi-Stagnationen entgegen
- Wirkt Herz-Blut-Stagnationen entgegen
- Leitet Feuchte-Hitze der Leber und Gallenblase aus
- Wirkt spasmolytisch auf Bronchien, Gallenblase und Darm
- Klärt die Augen
- Wirkt diuretisch
- Regt den Gallenfluss an

Anwendung bei:

- Asthma bronchiale (rezidivierend auftretende, krampfhafte Lungenerkrankung), Bronchitis (Erkrankung der Atmungsorgane mit Husten und Auswurf), Keuchhusten
- Cholezystolithiasis (Gallensteine), Hepatitis (Entzündung der Leber), Cholezystitis
- Gastroenteritis (Entzündung des Magen-Darmtraktes), Dyspepsie (Schwäche und Verdauungstraktes)
- Obstipation (Verstopfung)
- Ikterus (Gelbsucht), Nausea (Brechreiz)
- Hyperurikämie (Erhöhung der Harnsäurewerte), Rheuma
- Hämorrhoiden

Anmerkung:

- In österreichischen Apotheken darf Schöllkraut wegen der Toxizität nur mit Rezept abgegeben werden.
- Nicht während einer Gravidität (Schwangerschaft) verwenden.
- Man sollte Schöllkraut nicht länger als 2 Wochen einnehmen.
- Nicht zu hoch dosieren!

SCHWERTLILIE

Pharmazeut. Name:	Iridis rhizoma
Botanischer Name:	Iris germanica
Englischer Name:	Blue flag
Verwendete Teile:	Wurzelstock
Geschmack:	scharf, leicht bitter, süß
Thermische Wirkung:	kühl
Organzuordnung:	Leber, Magen, Milz, Dickdarm, Lunge
Dosierung:	3–6 g

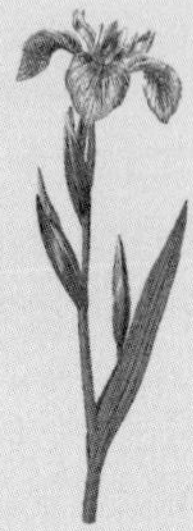

Abb. S. 135

Funktionen:

- Wirkt Leber-Qi-Stagnationen entgegen
- Leitet Feuchte-Hitze in Leber und Gallenblase aus
- Leitet Feuchte-Hitze in der Blase aus
- Leitet Feuchtigkeit in der Lunge aus
- Löst Schwellungen und Verhärtungen auf

Anwendung bei:

- Migräne (anfallsweise, seitliche Kopfschmerzen), die mit Erbrechen einhergehen
- Obstipation (Verstopfung), dunklem Harn, Nausea (Brechreiz)
- Dysmenorrhoe (Schmerzen zur Zeit der Monatsblutung)
- Bitterem Mundgeschmack, Nausea (Brechreiz), Flankenschmerzen
- Hepatitis (Entzündung der Leber), Cholezystitis (Gallenblasenentzündung)
- Diarrhoe (Durchfall), Nausea (Brechreiz)
- Zystitis (Blasenentzündung)
- Hypertonie (hoher Blutdruck)
- Diabetes mellitus (Zuckerkrankheit)
- Neuralgien (Nervenschmerzen)
- Abszessen, geschwollenen Lymphdrüsen

SEIDENPFLANZE

Pharmazeut. Name:	Asclepiadis radix
Botanischer Name:	Asclepis tuberosa
Englischer Name:	Pleurisy root
Verwendete Teile:	Wurzel
Geschmack:	bitter, leicht scharf
Thermische Wirkung:	kühl
Organzuordnung:	Lunge, Herz, Magen, Nieren
Dosierung:	1–3 g

Funktionen:

- Klärt Schleim-Hitze in der Lunge (wie Peucedani radix / Qianhu)
- Klärt Hitze, leitet toxische Hitze aus
- Wirkt Qi-Stagnationen entgegen
- Vertreibt äußere Wind-Hitze
- Tonisiert das Milz-Qi

Anwendung bei:

- Cephalea (Kopfschmerzen), Fieber
- Husten mit trockenem oder schwer lösbarem Sputum, Lungenentzündung
- Interkostalneuralgien (Nervenschmerzen im Bereich zwischen den Rippen)
- Pleuritis (Brustfellentzündung)
- Müdigkeit, Appetitmangel, Diarrhoe (Durchfall)
- Nephritis (Entzündung der Nieren)
- Beginn eines Infektes mit Schmerzen, Reizbarkeit, Fieber

Anmerkung:

- Nicht während einer Gravidität (Schwangerschaft) verschreiben!

SEIFENKRAUT

Pharmazeut. Name:	Saponariae radix
Botanischer Name:	Saponaria officinalis
Englischer Name:	Soapwort
Verwendete Teile:	Wurzel
Geschmack:	leicht scharf, bitter
Thermische Wirkung:	neutral
Organzuordnung:	Lunge, Blase
Dosierung:	1–3 g

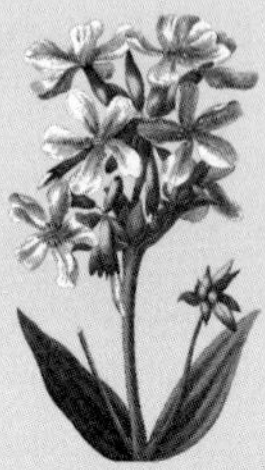

Abb. S. 135

Funktionen:

- Tonisiert das Lungen-Yin
- Wirkt schweißtreibend
- Wirkt diuretisch
- Leitet toxische Hitze aus
- Wirkt Schleim-Stagnationen in der Lunge entgegen

Anwendung bei:

- Chronischer Bronchitis (Erkrankung der Atmungsorgane mit Husten und Auswurf)
- Rhinitis (Schnupfen)
- Trockenem Husten bzw. Husten mit festgesetztem Schleim
- Rheuma, Hyperurikämie (Erhöhung der Harnsäurewerte)
- Arthritis (Gelenksentzündung)
- Nässenden Dermatosen (Hauterkrankungen) (hier werden die Blätter zerdrückt und aufgelegt)

Anmerkung:

- Nur bei chronischen Zuständen mit schwer löslichem Schleim verwenden!
- Kurz aufkochen und sofort verwenden.

SELLERIE

Pharmazeut. Name:	Apii fructus, radix
Botanischer Name:	Apium graveolens
Englischer Name:	Celery
Verwendete Teile:	Frucht und Wurzel
Geschmack:	bitter, süß
Thermische Wirkung:	kühl
Organzuordnung:	Niere, Blase, Leber, Magen, Dickdarm
Dosierung:	3–6 g

Funktionen:

- Leitet toxische Hitze aus
- Wirkt Leber-Qi-Stagnationen entgegen
- Löst Lin (Verhärtungen und Steine) auf
- Klärt Feuchte-Hitze in der Blase
- Tonisiert das Milz-Qi
- Tonisiert das Nieren-Qi
- Hilft bei chronischen Prozessen, bei denen Mangel und sekundär toxische Prozesse gleichzeitig bestehen

Anwendung bei:

- Anurie (Harnverhalten)
- Nephrolithiasis (Nierensteine)
- Rheuma, Arthritis (Gelenksentzündung)
- Impotenz
- Chronischen Dermatosen (Hauterkrankungen)
- Stärkt Mütter nach Geburten und verstärkt die Milchproduktion
- Appetitmangel, Meteorismus (Blähungen), Druckgefühl im Bauch
- Dysmenorrhoe (Schmerzen zur Zeit der Monatsblutung)
- Erschöpfung, Müdigkeit

Anmerkung:

- Auf Grund der uterusstimulierenden Eigenschaft nicht während einer Gravidität (Schwangerschaft) verabreichen!

SENFSAMEN

Pharmazeut. Name:	Erucae semen
Botanischer Name:	Sinapis alba
Englischer Name:	Mustard
Verwendete Teile:	Samen
Geschmack:	scharf
Thermische Wirkung:	warm
Organzuordnung:	Lunge
Dosierung:	3–6 g

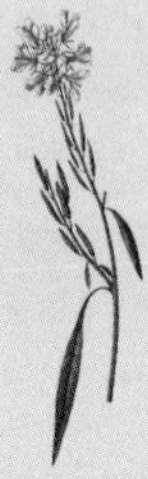

Abb. S. 135

Funktionen:

- Wirkt Schleim-Stagnationen in der Lunge entgegen
- Tonisiert das Lungen-Yang
- Löst Stagnationen der Lunge auf
- Wirkt mild diuretisch

Anwendung bei:

- Dyspnoe (Kurzatmigkeit)
- Asthma bronchiale (rezidivierend auftretende, krampfhafte Lungenerkrankung)
- Bronchitis (Erkrankung der Atmungsorgane mit Husten und Auswurf) mit weißem Sputum
- Pneumonie (Lungenentzündung)
- Pleuritis (Brustfellentzündung)

SENNESBLÄTTER

Pharmazeut. Name:	Sennae folium (Chin.: Fanxiaye)
Botanischer Name:	Senna alexandrina
Englischer Name:	Senna
Verwendete Teile:	Blätter
Geschmack:	bitter, süß
Thermische Wirkung:	kalt
Organzuordnung:	Dickdarm
Dosierung:	3–9 g

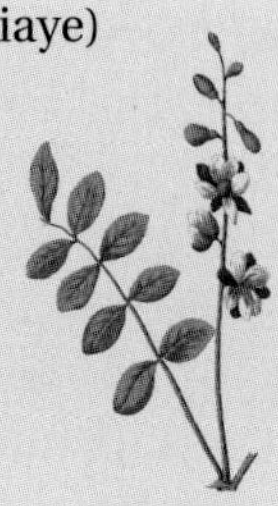

Abb. S. 136

Funktionen:

- Leitet toxische Hitze aus
- Leitet Feuchte-Hitze aus
- Wirkt stark absenkend
- Wirkt Stagnationen entgegen

Anwendung bei:

- Obstipation (Verstopfung)
- Hämorrhoiden

Anmerkung:

- Sollte immer nur wenige Tage hindurch eingenommen werden.
- Kontraindiziert während einer Gravidität (Schwangerschaft) und beim Stillen.
- Nicht für geschwächte Patienten und nicht bei chronischer Obstipation (Verstopfung) verschreiben!
- Dosierung: 3–9 Gramm (nicht höher), da es sonst zu Krämpfen kommen kann.

SILBERWEIDE

Pharmazeut. Name:	Salicis cortex
Botanischer Name:	Salix alba
Englischer Name:	Willow
Verwendete Teile:	Rinde
Geschmack:	bitter, adstringierend
Thermische Wirkung:	kühl
Organzuordnung:	Blase, Leber, Magen
Dosierung:	3–6 g

Funktionen:

- Klärt Leere-Hitze auf Grund eines Yin-Mangels (entspricht Phellodendri cortex / Huangbai)
- Wirkt schmerzstillend
- Stoppt Blutungen
- Tonisiert das Milz-Qi
- Nährt das Nieren- und Herz-Yin
- Klärt Feuchte-Hitze im Unteren Erwärmer

Anwendung bei:

- Fieber
- Rheuma, Arthritis (Gelenksentzündung)
- Cephalea (Kopfschmerzen)
- Einschlafproblemen, Palpitationen (Herzklopfen), Unruhe- und Hitzegefühl
- Spermatorrhoe (unabsichtlicher Samenerguss)
- Schmerzen, speziell im Kopfbereich
- Diarrhoe (Durchfall)

SOJABOHNENSPROSSEN

Pharmazeut. Name:	Sojae semen germinatum (Chin.: Doujuan)
Botanischer Name:	Glycine max
Englischer Name:	Soybean sprout
Verwendete Teile:	Sprossen
Geschmack:	süß
Thermische Wirkung:	neutral
Organzuordnung:	Magen, Milz
Dosierung:	3–12 g

Funktionen:

- Klärt Feuchte-Hitze Infekte

Anwendung bei:

- Grippalem Infekt im Sommer mit Schweregefühl, Gelenksschmerzen, geringer Schweißabsonderung und einem dicken, feuchten Zungenbelag
- Sonnenstich

SONNENTAU

Pharmazeut. Name:	Droserae herba
Botanischer Name:	Drosera rotundifolia
Englischer Name:	Sundew
Verwendete Teile:	Kraut
Geschmack:	salzig, bitter
Thermische Wirkung:	warm
Organzuordnung:	Lunge
Dosierung:	2–5 g

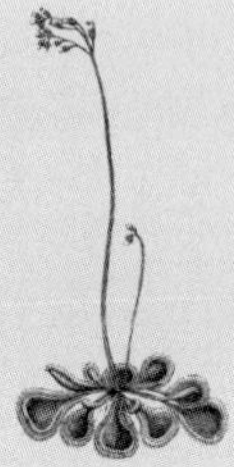

Abb. S. 136

Funktionen:

- Leitet toxische Hitze aus
- Senkt das Lungen-Qi ab
- Wirkt Qi-Stagnationen entgegen

Anwendung bei:

- Bronchitis (Erkrankung der Atmungsorgane mit Husten und Auswurf)
- Keuchhusten, bei dem der Patient unruhig und nervös ist
- Asthma bronchiale (rezidivierend auftretende, krampfhafte Lungenerkrankung)
- Meteorismus (Blähungen)
- Erbrechen

SPIRULINA

Pharmazeut. Name:	Microalgae
Englischer Name:	Spirulina
Verwendete Teile:	ganze Pflanze
Geschmack:	leicht süß, salzig, bitter
Thermische Wirkung:	neutral bis kühlend
Organzuordnung:	Niere, Herz, Milz, Leber, alle Meridiane
Dosierung:	3–9 g

Funktionen:

- Klärt toxische Hitze, weicht Schwellungen, Ablagerungen usw. auf
- Tonisiert das Milz-Qi
- Tonisiert das Herz-Blut
- Wirkt Leber-Qi-Stagnationen entgegen

Anwendung bei:

- Müdigkeit, Blässe, Palpitationen (Herzklopfen), Unruhegefühl
- Dermatitis (Entzündung der Haut)
- Frühzeitigem Ergrauen der Haare
- Arthritis (Gelenksentzündung), Rheuma
- Hypercholesterinämie und Hypertriglyceridämie (erhöhte Blutfettwerte), Hypertonie (hoher Blutdruck)
- Hepatitis (Entzündung der Leber)
- Allergien wie z. B. Heuschnupfen, Asthma bronchiale (rezidivierend auftretende, krampfhafte Lungenerkrankung), Dermatosen (Hauterkrankungen)

SPITZWEGERICH

Pharmazeut. Name:	Plantaginis folium
Botanischer Name:	Plantago lanceolata
Englischer Name:	Lance-leaf plantain, ribwort
Verwendete Teile:	Blätter
Geschmack:	adstringierend, salzig, bitter
Thermische Wirkung:	kühl
Organzuordnung:	Lunge, Dickdarm, Blase, Niere
Dosierung:	3–9 g

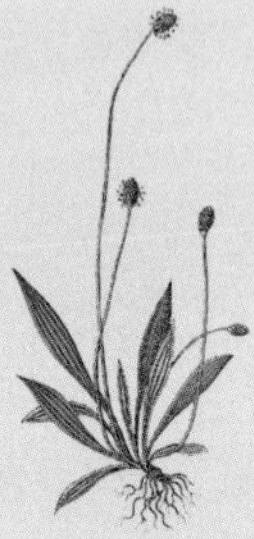

Abb. S. 136

Funktionen:

- Leitet Feuchte-Hitze in Blase, Lunge und Dickdarm aus (wie Hottuyniae herba / Yuxingcao)
- Wirkt Blut-Stagnationen entgegen
- Wirkt Schleim-Stagnationen in der Lunge entgegen
- Klärt die Augen
- Leitet Hitze in der Blutschicht aus

Anwendung bei:

- Schmerzhaftem Diarrhoe (Durchfall)
- Chronischer Bronchitis (Erkrankung der Atmungsorgane mit Husten und Auswurf) mit gelbem, zähflüssigem Schleim
- Lungenabszessen
- Dysmenorrhoe (Schmerzen zur Zeit der Monatsblutung)
- Hämorrhoiden
- Zahnschmerzen
- Zystitis (Blasenentzündung)

SPITZWEGERICHSAMEN

(werden in der chinesischen Medizin verwendet)

Pharmazeut. Name:	Plantaginis semen (Chin.: Cheqianzi)
Botanischer Name:	Plantago lanceolata
Englischer Name:	Lance-leaf plantain, ribwort
Verwendete Teile:	Samen
Geschmack:	süß
Thermische Wirkung:	kühl
Organzuordnung:	Blase, Leber, Niere, Lunge
Dosierung:	3–6 g

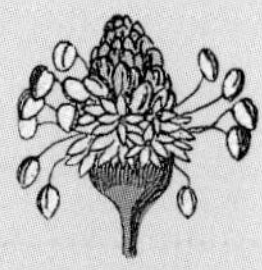

Abb. S. 136

Funktionen:

- Klärt Hitze
- Klärt die Augen
- Vertreibt Schleim und stoppt Hustenreiz
- Leitet Feuchte-Hitze aus

Anwendung bei:

- Zystitis (Blasenentzündung) mit dunklem Harn
- Ekzeme (Entzündungen der Haut)
- Chronischer Bronchitis (Erkrankung der Atmungsorgane mit Husten und Auswurf)
- Konjunctivitis (Bindehautentzündung)

STERNANIS

Pharmazeut. Name:	Anisi stellati fructus
Botanischer Name:	Illicum verum
Englischer Name:	Star anise
Verwendete Teile:	Samen
Geschmack:	scharf
Thermische Wirkung:	warm
Organzuordnung:	Nieren, Milz, Magen
Dosierung:	3–6 g

Funktionen:

- Tonisiert das Nieren-Yang
- Wärmt den Mittleren Erwärmer
- Leitet Feuchte-Kälte im Unteren Erwärmer aus

Anwendung bei:

- Libidomangel, Impotenz
- Appetitlosigkeit, Meteorismus (Blähungen), Völlegefühl nach dem Essen, Nausea (Brechreiz)
- Reizblase, Zystitis (Blasenentzündung)

STIEFMÜTTERCHEN, WILDES

Pharmazeut. Name:	Violae tricoloris herba (Chin.: Zihuadiding)
Botanischer Name:	Viola tricolor
Englischer Name:	Pansy
Verwendete Teile:	Kraut und Blüte
Geschmack:	scharf, bitter
Thermische Wirkung:	kalt
Organzuordnung:	Herz, Lunge, Blase
Dosierung:	9–15 g

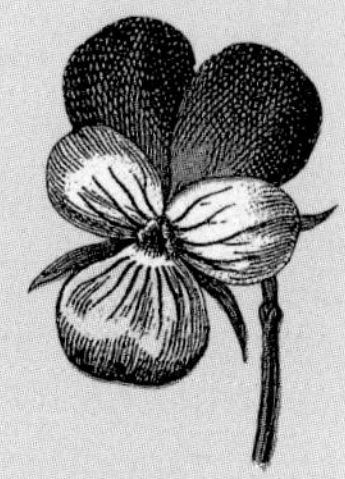

Abb. S. 137

Funktionen:

- Leitet Hitze und toxische Hitze aus (besonders im Hals- und Nackenbereich)
- Wirkt Blut-Hitze entgegen
- Mild diuretisch

Anwendung bei:

- Mumps, Masern, Scharlach
- Dermatitis (Entzündung der Haut), Akne, speziell am Kopf und Nacken
- Herpes zoster (Gürtelrose)
- Cephalea (Kopfschmerzen)
- Rheuma
- Ikterus (Gelbsucht)

STORCHSCHNABEL (Ruprechtskraut)

Pharmazeut. Name:	Geranii herba
Botanischer Name:	Geranium robertianum
Englischer Name:	Cranesbill
Verwendete Teile:	Kraut
Geschmack:	adstringierend, leicht bitter, scharf, süß
Thermische Wirkung:	neutral
Organzuordnung:	Magen, Dickdarm, Leber, Blase
Dosierung:	3–6 g

Funktionen:

- Leitet Feuchte-Kälte in Blase und Dickdarm aus
- Wirkt adstringierend
- Leitet toxische Hitze im Körper aus
- Tonisiert das Lungen-Yin
- Wirkt Leber-Qi-Stagnationen entgegen
- Tonisiert das Milz-Qi
- Leitet Flüssigkeits-Stagnationen aus
- Löst Lin (Verhärtungen und Steine) auf

Anwendung bei:

- Diarrhoe (Durchfall), Appetitlosigkeit, Müdigkeit
- Fluor vaginalis (Scheideninfektionen mit Ausfluss)
- Depression, Reizbarkeit, Ikterus (Gelbsucht), Flankenschmerzen
- Blutungen
- Nachtschweiß, starkem Durst
- Gastroenteritis (Entzündung des Magen-Darmtraktes)
- Ödeme (Wasseransammlungen), Nephrolithiasis (Nierensteine)

SÜSSHOLZ

Pharmazeut. Name:	Glycyrrhizae radix (Chin.: Gancao)
Botanischer Name:	Glycyrrhiza glabra
Englischer Name:	Licorice, sweet wood
Verwendete Teile:	Wurzel
Geschmack:	süß
Thermische Wirkung:	neutral
Organzuordnung:	Herz, Lunge, Milz (alle zwölf Meridiane)
Dosierung:	3–12 g; geröstet (Zhi) oder roh, je nach Indikation

Funktionen:

- Tonisiert das Milz-Qi
- Befeuchtet die Lungen
- Beseitigt Husten
- Klärt Hitze und toxische Hitze
- Beseitigt Schleim
- Lindert Schmerzen und Spasmen
- Harmonisiert den Charakter anderer Kräuter

Anwendung bei:

- Müdigkeit, Dyspnoe (Kurzatmigkeit), Diarrhoe (Durchfall)
- Krämpfen in den Beinen
- Gastritis (Entzündung der Magenschleimhaut) mit Übersäuerung
- Unruhe, Schlafproblemen
- Husten und Bronchitis (Erkrankung der Atmungsorgane mit Husten und Auswurf) sowohl mit gelbem als auch mit weißem Schleim
- Keuchhusten, Heiserkeit bei Laryngitis (Halsentzündungen)
- TBC (Tuberkulose)

Anmerkung:

- Nicht zu lange und zu hoch dosieren, da es sonst zu hohem Blutdruck und Ödeme (Wasseransammlungen) kommen kann.

TAUSENDGULDENKRAUT

Pharmazeut. Name:	Centauri herba
Botanischer Name:	Centaurium erythraea
Englischer Name:	Centaury
Verwendete Teile:	Kraut
Geschmack:	bitter
Thermische Wirkung:	kalt
Organzuordnung:	Magen, Gallenblase, Leber
Dosierung:	3–6 g

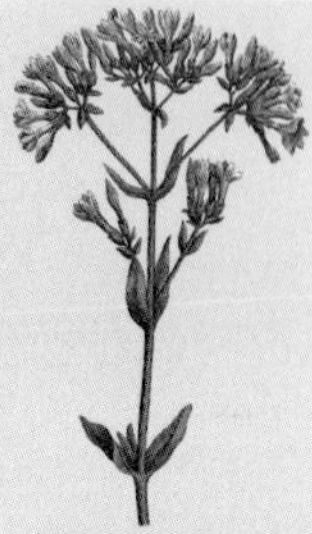

Abb. S. 137

Funktionen:

- Senkt aufsteigendes Gallenblasen-Yang ab
- Leitet Hitze im Bereich des Yangming aus
- Leitet Feuchte-Hitze in der Leber aus
- Wirkt Leber-Qi-Stagnation entgegen
- Tonisiert das Milz-Qi (in geringer Dosierung)

Anwendung bei:

- Übelkeit und Nausea (Brechreiz)
- Dyspepsie (Schwäche und Verdauungstraktes)
- Fieber
- Dermatitis (Entzündung der Haut)
- Nausea (Brechreiz), Ikterus (Gelbsucht)
- Mastitis (Brustdrüsenentzündung), Abszessen, Konjunctivitis (Bindehautentzündung)
- Dysmenorrhoe (Schmerzen zur Zeit der Monatsblutung)
- PMS (Prämenstruelles Syndrom: Schmerzen vor der Monatsblutung)
- Appetitlosigkeit, Müdigkeit, Völlegefühl, Meteorismus (Blähungen)
- Reizbarkeit

THYMIAN

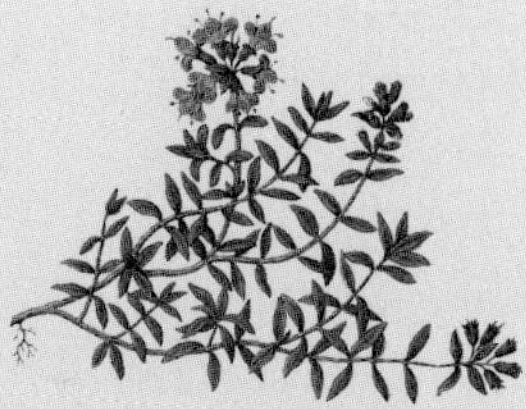

Abb. S. 137

Pharmazeut. Name:	Thymi herba
Botanischer Name:	Thymus vulgaris
Englischer Name:	Thyme
Verwendete Teile:	Kraut
Geschmack:	bitter
Thermische Wirkung:	warm
Organzuordnung:	Niere, Lunge, Magen
Dosierung:	3–6 g

Funktionen:

- Tonisiert das Nieren-Yang
- Senkt das Lungen-Qi ab
- Stärkt das Wei-Qi
- Senkt das Magen-Qi ab
- Tonisiert das Magen-Yang
- Wirkt als Expektorans
- Wirkt Schleim-Kälte-Stagnation im Unteren Erwärmer entgegen
- Vertreibt äußere Wind-Kälte
- Tonisiert das Herz-Qi

Anwendung bei:

- Müdigkeit, Dyspnoe (Kurzatmigkeit), Blässe
- Appetitlosigkeit, Diarrhoe (Durchfall), Meteorismus (Blähungen)
- Gastritis (Entzündung der Magenschleimhaut)
- Trockenem, schmerzhaftem Husten mit schwer lösbarem Schleim, Pilzerkrankungen der Lunge
- Laryngitis (Halsentzündungen), Sinusitis (Entzündung der Nasennebenhöhlen)
- Fluor vaginalis (Scheideninfektionen mit Ausfluss) (weiß)
- Amenorrhoe (Ausbleiben der Monatsblutung), Dysmenorrhoe (Schmerzen zur Zeit der Monatsblutung)
- Insomnia (Schlaflosigkeit)
- Libidomangel
- Beginn eines Infektes mit Schüttelfrost, Muskelschmerzen, Müdigkeit
- Infektanfälligkeit

Anmerkung:

- Vorsicht in der Gravidität (Schwangerschaft), da es die Gebärmutter stimuliert!

VOGELMIERE

Pharmazeut. Name:	Stellariae mediae herba
Botanischer Name:	Stellaria media
Englischer Name:	Chickweed
Verwendete Teile:	Kraut
Geschmack:	leicht süß, salzig
Thermische Wirkung:	kühl
Organzuordnung:	Magen, Dickdarm, Herz, Lunge
Dosierung:	6–9 g

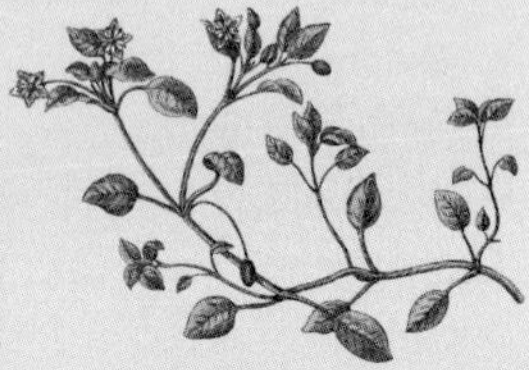

Abb. S. 138

Funktionen:

- Tonisiert das Magen-, Herz- und Lungen-Yin
- Klärt Hitze
- Wirkt trockener Hitze im Dickdarm entgegen
- Leitet Feuchte-Hitze aus (speziell im Bereich der Haut)
- Tonisiert das Blut
- Leitet Feuchtigkeit aus

Anwendung bei:

- Starkem Hunger und Durst
- Obstipation (Verstopfung)
- Palpitationen (Herzklopfen), Unruhe
- Trockenem Husten, Fieber am Nachmittag, TBC (Tuberkulose), Keuchhusten
- Akne, Furunkeln
- Konjunctivitis (Bindehautentzündung), Zystitis (Blasenentzündung), Dermatitis (Entzündung der Haut)
- Rheuma
- Müdigkeit, Anämie (Blutmangel)

WACHOLDER

Pharmazeut. Name:	Juniperi fructus
Botanischer Name:	Juniperus communis
Englischer Name:	Juniper
Verwendete Teile:	Beeren
Geschmack:	leicht scharf, bitter, süß
Thermische Wirkung:	warm
Organzuordnung:	Magen, Dickdarm, Nieren, Blase
Dosierung:	3–6 g

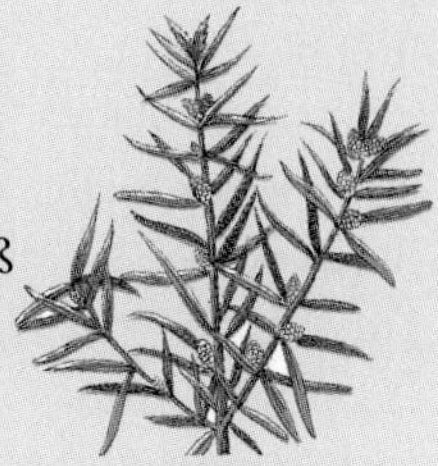

Abb. S. 138

Funktionen:

- Tonisiert das Nieren-Yang
- Leitet Feuchtigkeit aus
- Wirkt äußerer Wind-Feuchtigkeit entgegen
- Tonisiert das Milz-Yang
- Vertreibt Feuchtigkeit
- Vertreibt Kälte und Schmerzen (wie Linderae radix / Wuyao)
- Kann Uteruskontraktionen auslösen

Anwendung bei:

- Anurie (Harnverhalten)
- Rheuma, Hyperurikämie (Erhöhung der Harnsäurewerte)
- Pyelonephritis (Entzündung des Nierenbeckens), chronischer Zystitis (Blasenentzündung)
- Müdigkeit, Schwäche
- Kältegefühl
- Reizblase
- Fluor vaginalis (Scheideninfektionen mit Ausfluss)
- Amenorrhoe (Ausbleiben der Monatsblutung), Dysmenorrhoe (Schmerzen zur Zeit der Monatsblutung)
- Ekzemen (Entzündungen der Haut)

WALDLILIE

Pharmazeut. Name:	Trillii radix
Botanischer Name:	Trillium erectum
Englischer Name:	Birth root, ground lily
Verwendete Teile:	Wurzel
Geschmack:	sauer, leicht scharf, süß
Thermische Wirkung:	neutral
Organzuordnung:	Lunge, Leber
Dosierung:	3–6 g

Funktionen:

- Leitet Feuchte-Kälte in der Blase aus
- Leitet Feuchte-Hitze in der Lunge aus
- Tonisiert das Milz-Qi
- Hebt das Qi
- Stoppt Blutungen

Anwendung bei:

- Lumboischialgie (Rückenschmerzen)
- Chronischem Fluor vaginalis (Scheideninfektionen mit Ausfluss)
- Hypermenorrhoe (zu starke Monatsblutung)
- Hämaturie (Blut im Harn), Meläna (Teerstuhl)
- Schnittwunden
- Uterusprolaps (Gebärmuttervorfall, Gebärmuttersenkung)
- Asthma bronchiale (rezidivierend auftretende, krampfhafte Lungenerkrankung), chronischer Bronchitis (Erkrankung der Atmungsorgane mit Husten und Auswurf)
- Während einer Geburt und post partum (nach der Geburt)

WALNUSS

Pharmazeut. Name:	Juglandis folium, cortex
Botanischer Name:	Juglans regia
Englischer Name:	Walnut
Verwendete Teile:	Blätter, Nussschale
Geschmack:	adstringierend, leicht bitter, scharf
Thermische Wirkung:	leicht warm
Organzuordnung:	Magen, Dickdarm
Dosierung:	3–6 g

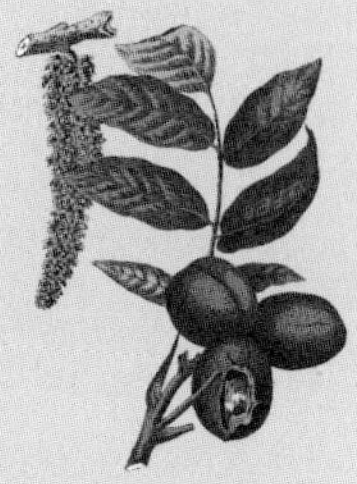

Abb. S. 138

Funktionen:

- Vertreibt Feuchte-Kälte im Dickdarm
- Wirkt adstringierend
- Tonisiert das Milz-Qi
- Tonisiert das Milz-Yang
- Wirkt Stagnationen entgegen
- Leitet toxische Hitze aus

Anwendung bei:

- Weichem Stuhl
- Müdigkeit, Appetitlosigkeit
- Profusen Schweißausbrüchen
- Uterusprolaps (Gebärmuttervorfall, Gebärmuttersenkung)
- Koliken (krampfhafte Schmerzen) des Magen-Darmtraktes
- Chronischen Entzündungen im Urogenitaltrakt
- Fluor vaginalis (Scheideninfektionen mit Ausfluss) (weiß)
- Dermatitis (Entzündung der Haut), Akne
- Varizen (Krampfadern)

Anmerkung:

- Die Blätter sind eher wärmend und krampflösend und werden bei Milz-Yang-Mangel und Stagnationen im Verdauungstrakt verwendet.
- Die Schalen sind eher kühlend und wirken entzündungshemmend.

WASSERDOST (Wasserhanf)

Pharmazeut. Name:	Eupatorii cannabini herba (Chin.: Peilan)
Botanischer Name:	Eupatorium cannabinum
Englischer Name:	Hemp agrimony
Verwendete Teile:	Kraut
Geschmack:	scharf, leicht bitter
Thermische Wirkung:	neutral
Organzuordnung:	Milz, Magen, Lunge
Dosierung:	3–6 g

Funktionen:

- Leitet Feuchtigkeit aus
- Vertreibt Feuchtigkeit, die den Mittleren Erwärmer blockiert
- Klärt äußere Feuchte-Hitze
- Kühlt Leber-Feuer
- Tonisiert das Milz-Qi
- Wirkt Blut-Hitze entgegen

Anwendung bei:

- Völlegefühl, kein Appetit, Nausea (Brechreiz)
- Chronischer Bronchitis (Erkrankung der Atmungsorgane mit Husten und Auswurf), Pneumonie
- Ödeme (Wasseransammlungen)
- Sommergrippe
- Müdigkeit, Diarrhoe (Durchfall)
- Cephalea (Kopfschmerzen)

WEISSDORN

Pharmazeut. Name:	Crataegi fructus (Chin.: Shanzha)
Botanischer Name:	Crataegus monogyna, laevigata
Englischer Name:	Common hawthorn
Verwendete Teile:	Früchte
Geschmack:	süß, sauer
Thermische Wirkung:	leicht warm
Organzuordnung:	Leber, Lunge, Milz, Magen, Herz
Dosierung:	3–12 g

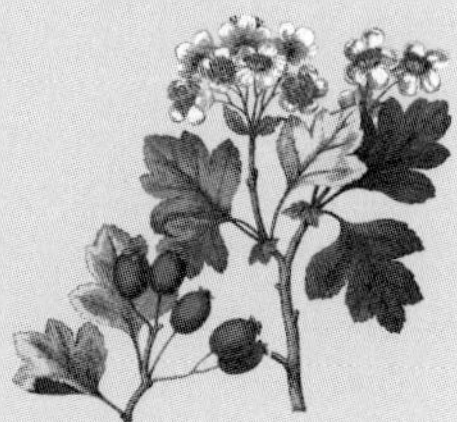

Abb. S. 139

Funktionen:

- Tonisiert das Herz-Qi
- Nährt das Nieren- und Herz-Yin
- Nährt das Herz-Blut- und Milz-Qi
- Hilft bei Nahrungsmittel-Stagnationen im Mittleren Erwärmer
- Wirkt Blut-Stagnationen entgegen, speziell post partum (nach der Geburt)

Anwendung bei:

- Hypertonie (hoher Blutdruck), Angina pectoris (Durchblutungsstörung des Herzens mit Beklemmungsgefühl), Myokarditis (Entzündung des Herzmuskels)
- Arteriosklerose
- Hypercholesterinämie und Hypertriglyceridämie (erhöhte Blutfettwerte)
- Müdigkeit, Palpitationen (Herzklopfen), spontanen Schweißausbrüchen
- Diarrhoe (Durchfall), Appetitmangel
- Durchschlafproblemen, Unruhe
- Schmerzen post partum (nach der Geburt), Dysmenorrhoe (Schmerzen zur Zeit der Monatsblutung)

WEIZENGRAS

Pharmazeut. Name:	Tritici aestivi
Botanischer Name:	Triticum aestivum
Englischer Name:	Cough grass
Verwendete Teile:	Gras
Geschmack:	süß, leicht bitter, adstringierend
Thermische Wirkung:	neutral
Organzuordnung:	Leber, Milz
Dosierung:	3–9 g

Funktionen:

- Tonisiert das Blut
- Wirkt Herz-Feuer entgegen
- Wirkt Leber-Qi-Stagnation entgegen
- Tonisiert das Milz-Qi
- Wirkt gegen toxische Hitze

Anwendung bei:

- Einschlafproblemen, Unruhe, Nachtschweiß
- Müdigkeit, Blässe, brüchigen Fingernägeln
- Appetitmangel, Gastritis (Entzündung der Magenschleimhaut)
- Malabsorbtionssyndrom (der Verdauungstraktes besitzt eine Resorbtionsschwäche, die Mangelerscheinungen führt)
- Sinusitis (Entzündung der Nasennebenhöhlen), Rhinitis (Schnupfen)
- Druckgefühl im Bauch
- Abwechslung von Obstipation (Verstopfung) und Diarrhoe (Durchfall)

WERMUT

Pharmazeut. Name:	Absinthii herba
Botanischer Name:	Artemisia absinthium
Englischer Name:	Wormwood
Verwendete Teile:	Kraut
Geschmack:	bitter, leicht scharf, adstringierend
Thermische Wirkung:	warm
Organzuordnung:	Magen, Leber, Dickdarm
Dosierung:	0,5–3 g

Funktionen:

- Wirkt Leber-Qi-Stagnationen entgegen
- Tonisiert das Milz-Qi
- Tonisiert das Nieren-Yang
- Leitet Feuchte-Kälte aus

Anwendung bei:

- Müdigkeit
- Nausea (Brechreiz)
- Bitterem Mundgeschmack
- Appetitlosigkeit
- Mundgeruch
- Meteorismus (Blähungen), Völlegefühl
- Dyspepsie (Schwäche und Verdauungstraktes)
- Dysmenorrhoe (Schmerzen zur Zeit der Monatsblutung)

WIESENKLEE, ROTKLEE

Pharmazeut. Name:	Trifolii pratensis flos
Botanischer Name:	Trifolium pratense
Englischer Name:	Red Clover
Verwendete Teile:	Blüte
Geschmack:	süß
Thermische Wirkung:	kühl
Organzuordnung:	Lunge, Blase
Dosierung:	3–9 g

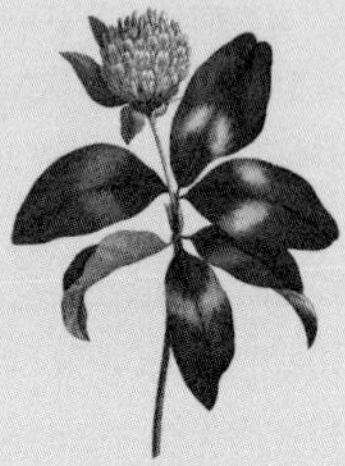

Abb. S. 139

Funktionen:

- Tonisiert das Lungen-Yin
- Tonisiert das Blut
- Wirkt Qi-Stagnation entgegen
- Leitet Feuchte-Hitze in der Blase aus
- Hilft gegen Schwellungen und Knoten
- Leitet Feuchte-Hitze in der Haut und toxische Hitze aus

Anwendung bei:

- Müdigkeit
- Arteriosklerose, Nephrolithiasis (Nierensteine)
- Tumoren der Brust und den Eierstöcken
- Trockenem Husten, trockenem Mund, Halsschmerzen
- Arthritis (Gelenksentzündung)
- Dermatitis (Entzündung der Haut), Zystitis (Blasenentzündung)
- Trockener Haut
- Chronischer Obstipation (Verstopfung)
- Amenorrhoe (Ausbleiben der Monatsblutung)
- Rheuma, Hyperurikämie (Erhöhung der Harnsäurewerte)

WINTERGRÜN, DOLDENBLÜTIGES

Pharmazeut. Name:	Chimaphilae herba
Botanischer Name:	Chimaphila umbellata
Englischer Name:	Pipsissewa
Verwendete Teile:	ganze Pflanze
Geschmack:	adstringierend, bitter, leicht süß
Thermische Wirkung:	kühl
Organzuordnung:	Blase, Niere, Leber
Dosierung:	3–6 g

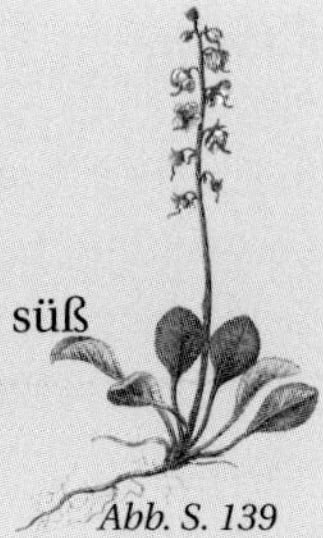

Abb. S. 139

Funktionen:

- Leitet toxische-Hitze aus
- Leitet Feuchte-Hitze im Unteren Erwärmer aus
- Tonisiert das Nieren-Yin
- Stärkt das Nieren- und Milz-Qi
- Wirkt bei Wind-Hitze schweißtreibend, öffnet die Oberfläche

Anwendung bei:

- Rheuma (wie Acanthopanacis radix / Wujiapi), Arthritis (Gelenksentzündung)
- Chronischer Zystitis (Blasenentzündung) mit schleimigem Sediment und übel riechendem Harn
- Geschwollenen Lymphknoten
- Ödeme (Wasseransammlungen)
- Dermatitis (Entzündung der Haut)
- Schmerzen der Gelenke post partum (nach der Geburt)
- Niedrigem Fieber am Nachmittag, Hitze „der Fünf Herzen“, Nachtschweiß
- Fluor vaginalis (Scheideninfektionen mit Ausfluss)(gelb)
- Inkontinenz (Unfähigkeit, den Harn zu halten), Bettnässen, Reizblase
- Im Anfangsstadium von Infektionserkrankungen mit Fieber und Verlangen nach Kälte
- Problemen bei der Wundheilung

YSOP

Pharmazeut. Name:	Hyssopi herba
Botanischer Name:	Hyssopus officinalis
Englischer Name:	Hyssop
Verwendete Teile:	Kraut
Geschmack:	salzig, bitter
Thermische Wirkung:	warm
Organzuordnung:	Lunge, Dickdarm, Nieren
Dosierung:	3–6 g

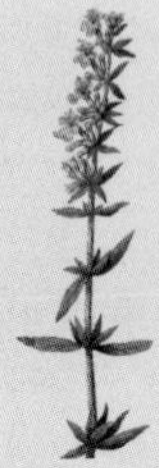

Abb. S. 139

Funktionen:

- Wirkt Feuchte-Kälte in der Lunge entgegen
- Fördert das Aushusten von festgesetztem Schleim (wie Platycodi radix / Jiegeng)
- Öffnet den Thorax
- Vertreibt Wind-Kälte
- Tonisiert das Lungen-Qi
- Tonisiert das Milz-Yang

Anwendung bei:

- Husten mit weißem Schleim
- Druckgefühl im Bereich des Thorax
- Chronischer Bronchitis (Erkrankung der Atmungsorgane mit Husten und Auswurf) und Asthma bronchiale (rezidivierend auftretende, krampfhafte Lungenerkrankung)
- Beginn eines Infektes mit Kälteabneigung und Schüttelfrost
- Schwäche, Appetitmangel
- Fluor vaginalis (Scheideninfektionen mit Ausfluss) (weiß)
- Dysmenorrhoe (Schmerzen zur Zeit der Monatsblutung)

ZAUNRÜBE, WEISSE

Pharmazeut. Name:	Bryoniae radix
Botanischer Name:	Bryonia alba
Englischer Name:	White Bryony
Verwendete Teile:	Wurzel
Geschmack:	bitter
Thermische Wirkung:	warm
Organzuordnung:	Lunge, Milz
Dosierung:	0,125 g

Funktionen:

- Leitet Feuchte-Kälte im Unteren Erwärmer aus
- Wirkt Schleim-Kälte-Ansammlungen in der Lunge entgegen
- Tonisiert das Lungen- und Milz-Yang
- Vertreibt äußere Wind-Feuchtigkeit und -Kälte (Bi-Syndrom)

Anwendung bei:

- Ödeme (Wasseransammlungen), Aszitis (Flüssigkeitsansammlung im Bauchraum)
- Chronischer Diarrhoe (Durchfall)
- Pneumonie (Lungenentzündung) mit Pleuraerguss
- Husten (Chronische Bronchitis (Erkrankung der Atmungsorgane mit Husten und Auswurf) mit weissem Sputum, Asthma bronchiale (rezidivierend auftretende, krampfhafte Lungenerkrankung))
- Rheuma

Anmerkung:

- Diese Pflanze ist toxisch und darf nur bei Kältesymptomen verwendet werden!
- Die Tagesdosis beträgt 0,125 Gramm.
- Zaunrübe wird vor allem in der Homöopathie verwendet.

ZIMTRINDE

Pharmazeut. Name:	Cinnamomi cortex (Chin.: Rougui)
Botanischer Name:	Cinnamomum verum
Englischer Name:	Cinnamon
Verwendete Teile:	Rinde
Geschmack:	süß, bitter
Thermische Wirkung:	heiß
Organzuordnung:	Herz, Nieren, Milz, Leber
Dosierung:	2–5 g

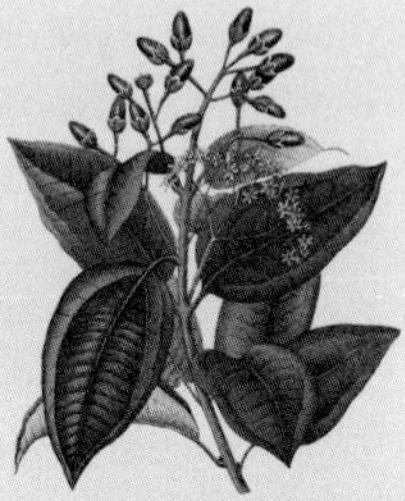

Abb. S. 140

Funktionen:

- Tonisiert das Nieren-Yang
- Wärmt die Meridiane
- Wirkt Qi- und Blut-Stagnationen auf Grund von Kälte entgegen
- Hilft beim Aufbau von Qi und Blut
- Hilft bei echter Kälte und falscher Hitze

Anwendung bei:

- Kälteabneigung, kalten Extremitäten
- Impotenz, Libidomangel
- Appetitlosigkeit
- Diarrhoe (Durchfall) mit Resten unverdauter Nahrungsmittel
- Schwellungen, Abszessen
- Hypothyreose (Unterfunktion der Schilddrüse)
- Ovarialzysten (Eierstockzysten)
- Rheuma

Anmerkung:

- Vorsicht während einer Gravidität (Schwangerschaft) wegen einer Gefahr der Frühgeburt!
- Nicht bei einem Yin-Mangel wegen einer Gefahr der Leere-Hitze verschreiben.

ZIMTZWEIGE

Pharmazeut. Name:	Cinnamomi ramulus (Chin.: Guizhi)
Botanischer Name:	Cinnamomum verum
Englischer Name:	Cinnamon
Verwendete Teile:	Zweige
Geschmack:	scharf, süß
Thermische Wirkung:	warm
Organzuordnung:	Herz, Lunge, Blase
Dosierung:	2–4 g

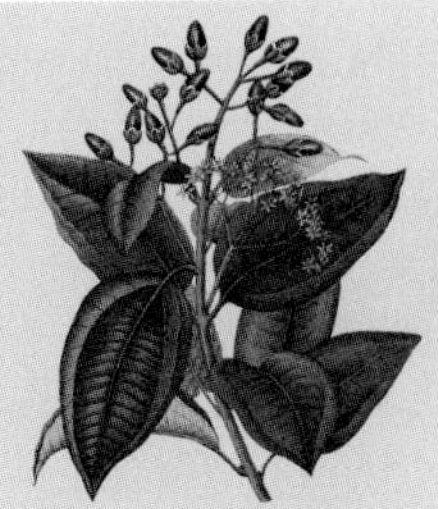

Abb. S. 140

Funktionen:

- Wärmt die Meridiane
- Wirkt Wind-, Kälte- und Feuchtigkeits-Bi in den Gelenken entgegen
- Wärmt und erleichtert den Fluss des Yang-Qi im Körper
- Wirkt Blut-Stagnation entgegen

Anwendung bei:

- Infekten im Anfangsstadium mit leichtem Schwitzen
- Gelenksschmerzen, speziell der Schulter
- Dysmenorrhoe (Schmerzen zur Zeit der Monatsblutung) aufgrund der Kombination von Feuchte-Kälte und Leber-Qi-Stagnation

Anmerkung:

- Im Unterschied zur Zimtrinde wirken die Zimtzweige mehr an der Oberfläche des Körpers

ZITRONE

Pharmazeut. Name:	Citri pericarpium
Botanischer Name:	Citrus limon
Englischer Name:	Lemon
Verwendete Teile:	Schale
Geschmack:	sauer, leicht bitter
Thermische Wirkung:	kühl
Organzuordnung:	Magen, Dickdarm, Leber, Gallenblase
Dosierung:	2–6 g

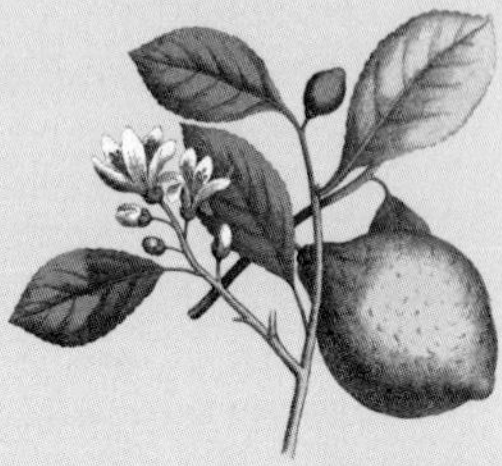

Abb. S. 140

Funktionen:

- Wirkt Blut-Hitze entgegen
- Wirkt Feuchte-Hitze in der Leber entgegen
- Kühlt Magen-Feuer
- Tonisiert mild das Milz-Qi (in geringer Dosierung)
- Wirkt Schleim-Stagnation entgegen

Anwendung bei:

- Furunkeln, Abszessen
- Infektionserkrankungen
- Cephalea (Kopfschmerzen), Hypertonie (hoher Blutdruck)
- Müdigkeit, Appetitlosigkeit
- Nausea (Brechreiz) und Erbrechen
- Hypercholesterinämie und Hypertriglyceridämie (erhöhte Blutfettwerte)
- Bindegewebsschwäche
- Varikositas
- Knotenbildungen in Brust und Schilddrüse

ZYPRESSE

Pharmazeut. Name:	Cupressi fructus
Botanischer Name:	Cupressus sempervirens
Englischer Name:	Cypress
Verwendete Teile:	Frucht
Geschmack:	bitter, leicht süß, sauer
Thermische Wirkung:	warm
Organzuordnung:	Leber, Niere, Blase, Lunge, Magen
Dosierung:	3–8 g

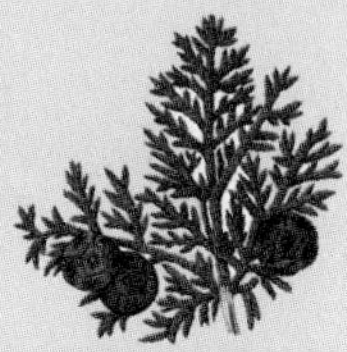

Abb. S. 140

Funktionen:

- Wirkt Qi-Stagnation, speziell im Bereich der Lunge und im Unteren Erwärmer, entgegen
- Wirkt Blut-Stagnation entgegen
- Tonisiert das Yang
- Leitet Feuchte-Kälte aus
- Wirkt Schleim-Stagnationen entgegen

Anwendung bei:

- Ovarialzysten (Eierstockzysten), Uterusmyomen
- PMS (Prämenstruelles Syndrom: Schmerzen vor der Monatsblutung)
- Hypermenorrhoe (zu starke Monatsblutung) sowie Zwischenblutungen
- Dysmenorrhoe (Schmerzen zur Zeit der Monatsblutung)
- Furunkeln, Abszessen
- Durchblutungsstörungen

VIII. ANHANG

KRÄUTERINDEX A

SEITE	DEUTSCHER NAME	PHARMAZEUTISCHER NAME	BOTANISCHER NAME
61	Chrysantheme	*Chrysanthemi flos*	*Chrysanthemum morifolium*
62	Dill	*Anethi semen*	*Anethum graveolens*
63	Dost	*Origani herba*	*Origanum vulgare*
64	Echinacea (Roter Sonnenhut)	*Echinaceae radix*	*Echinaceae purpurea, pallida, angustifolia*
65	Ehrenpreis (Grindheil)	*Veronicae herba*	*Veronica officinalis*
66	Eibisch	*Althaeae radix*	*Althaea officinalis*
67	Eichenrinde	*Quercus cortex*	*Quercus robur, petraea*
68	Eisenkraut	*Verbenae herba*	*Verbena officinalis*
69	Engelwurz (Angelikawurzel)	*Angelicae radix (archangelicae)*	*Angelica archangelica*
70	Enzian	*Gentianae radix*	*Gentiana lutea*
71	Erdrauch	*Fumariae herba*	*Fumaria officinalis*
72	Eukalyptus	*Eucalypti folium*	*Eucalyptus globulus*
73	Färberhülse (Baptisie)	*Baptisiae tinctoriae radix*	*Baptisia tinctoria*
74	Faulbaumrinde	*Frangulae cortex*	*Rhamnus frangula*
75	Feldulme	*Ulmi folium*	*Ulmus campestris*
76	Fenchel	*Foeniculi fructus*	*Foeniculum vulgare*
77	Forsythie	*Forsythiae fructus*	*Forsythia suspensa*
78	Frauenmantel	*Alchemillae herba*	*Alchemilla vulgaris*
79	Frauenwurzel	*Caulophylli radix*	*Caulophyllum thalictrioides*
80	Gänsefingerkraut	*Anserinae herba*	*Potentilla anserina*
81	Gartenraute	*Rutae herba*	*Ruta graveolens*
82	Gerste	*Hordei fructus germinativus*	*Hordeum vulgare*
83	Gewürznelken	*Caryophylli flos*	*Syzygium aromaticum*
84	Ginseng	*Ginseng radix*	*Panax ginseng*
85	Ginsengblätter	*Ginseng folium*	*Panax ginseng*
86	Goldrute	*Solidaginis virgaureae herba*	*Solidago virgaurea (= Virgaureae herba)*
87	Grießwurzel	*Collinsoniae radix*	*Collinsonia canadensis*
88	Gundelrebe	*Hederae terrestris herba (= Glechomae herba)*	*Glechoma hederacea*

Seite	Deutscher Name	Pharmazeutischer Name	Botanischer Name
141	Luzerne	*Medicaginis herba*	*Medicago sativa*
142	Mädesüß, Echtes	*Spiraeae herba*	*Filipendula ulmaria*
143	Magnolienblüten	*Magnoliae flos*	*Magnolia sp.*
144	Magnolienrinde	*Magnoliae cortex*	*Magnolia sp.*
145	Maiglöckchen	*Convallariae herba*	*Convallaria majalis*
146	Maisgriffel (Kukuruz)	*Stigmata maydis*	*Zea mays*
147	Malve, Wilde (Käsepappel)	*Malvae folium, flos*	*Malva sylvestris* *Malva neglecta*
148	Mandarinenschalen	*Citri reticulatae pericarpium*	*Citrus reticulata*
149	Mandarinenschalen, Unreif	*Citri reticulatae pericarpium viride*	*Citrus reticulata*
150	Mariendistel	*Cardui mariae fructus*	*Silybum marianum*
151	Meerrettich (Kren)	*Armoraciae radix*	*Armoracia rusticana*
152	Meerzwiebel	*Scillae bulbus*	*Charybdis (Urginea) maritima*
153	Melisse	*Melissae folium*	*Melissa officinalis*
154	Mistel	*Visci herba*	*Viscum album*
155	Mutterkraut	*Chrysanthemi parthenii herba*	*Tanacetum parthenium, syn. Chrysanthemum*
156	Myrrhe	*Myrrha*	*Commiphora myrrha*
157	Myrte	*Myrti folium*	*Myrtus communis*
158	Odermennig	*Agrimoniae herba*	*Agrimonia eupatoria*
159	Passionsblume	*Passiflorae herba*	*Passiflora incarnata*
160	Pestwurz	*Petasites radix*	*Petasites hybridus*
161	Petersilienwurzel	*Petroselini radix*	*Petroselinum crispum*
162	Pfeffer, Schwarzer	*Piperis nigri fructus*	*Piper nigrum*
163	Pfefferminze	*Menthae piperitae herba*	*Mentha piperita*
164	Pfingstrose, Rote	*Paeonia rubra radix*	*Paeonia officinalis*
165	Pfingstrose, Weiße	*Paeonia alba radix*	*Paeonia suffruticosa*
166	Pinellie	*Pinellae rhizoma*	*Pimpinella saxifraga*
167	Portulak	*Portulacae herba*	*Portulaca sativa*
168	Rebhuhnbeere	*Mitchellae herba*	*Mitchella repens*
169	Rettichsamen	*Raphani semen*	*Raphanus sativus*
170	Rhabarber	*Rhei radix*	*Rheum palmatum*

Verwendete Literatur:

- W. Adler, K. Oswald, R. Fischer (1994): Exkursionsflora von Österreich; Ulmer Verlag
- W. Rothmaler (8. Aufl. 1994): Exkursionsflora von Deutschland, Gefäßpflanzen Atlasband; Gustav Fischer Verlag Jena
- W. Rothmaler (15. Aufl. 1990): Exkursionsflora von Deutschland, Gefäßpflanzen; Verlag Volk und Wissen, Berlin
- D. Aichele, M. Golte-Bechtle (54. Aufl. 1991): Was blüht denn da? – Wildwachsende Blütenpflanzen Mitteleuropas; Franckh-Kosmos Verlag

KRÄUTERINDEX B

KRÄUTER GEORDNET NACH CHINESISCHEN SYNDROMEN

Bi-Syndrom: Bertram, Echter Alant, Engelwurz, Kalmus, Origano, Rosmarin, Wacholder, Weiße Zaunrübe, Zimtzweige

Blasen-Feuchte-Hitze: Ackerschachtelhalm, Bärentraubenblätter, Birkenblätter, Brombeerblätter, Doldenblütiges Wintergrün, Echter Alant, Echter Ehrenpreis, Eibisch, Eichenrinde, Enzian, Erdrauch, Frauenmantel, Goldrute, Grießwurzel, Gundelrebe, Hortensie, Klettenlabkraut, Liebstöckel, Löwenzahn, Maishaar, Mariendistel, Odermennig, Portulak, Ringelblume, Schwertlilie, Sellerie, Spitzwegerich, Teufelskralle, Wiesenklee

Blasen-Feuchte-Kälte: Beifuß, Geranie, Ruprechtskraut, Salbei, Waldlilie

Blutbewegende Kräuter: Artischocke, Zypresse, Grindampfer, Grießwurzel, Hirtentäschel, Klettenlabkraut, Myrrhe, Rote Pfingstrose, Rhabarber, Rosskastanie, Wilder Schneeball, Schafgarbe, Spitzwegerich, Weißdorn, Zimtzweige

Blut-Hitze: Brennnessel, Immergrün, Lungenkraut, Odermennig, Portulak, Rhabarber, Rose, Spitzwegerich, Vogelmiere, Walnuss, Wilder Schneeball, Wildes Stiefmütterchen, Zitrone

Blut-Mangel: Brennnessel, Brunnenkresse, Isländisches Moos, Klettenlabkraut, Luzerne, Petersilienwurzel, Weiße Pfingstrose, Sauerampfer, Weizengras

Dickdarm-Feuchte-Hitze: Berberitze, Echter Ehrenpreis, Enzian, Frauenmantel, Hirtentäschel, Immergrün, Odermennig, Rhabarber, Weißer Andorn

Dickdarm-Feuchte-Kälte: Engelwurz, Geranie, Grießwurzel, Meerrettich, Ruprechtskraut, Walnuss

Dickdarm-Yin-Mangel: Eibisch, Huflattich, Käsepappel, Vogelmiere

Gallenblasen-Yang-Mangel: Rettichsamen

Herz-Blut-Mangel: Arnika, Maiglöckchen, Rosmarin, Spirulina, Weißdorn

Herz-Blut-Stagnation: Rosmarin, Schöllkraut

Herz-Feuer: Hopfen, Melisse, Passionsblume, Lungenkraut, Maishaar, Melisse, Mistel, Passionsblume, Rose

Herzkanäle, verschleimt: Rose, Johanniskraut, Passionsblume, Weissdorn

Herz-Qi-Mangel: Baldrian, Blütenpollen, Blutwurzel, Ginseng, Rosmarin, Hirtentäschel, Knoblauch, Knotenbraunwurz, Maiglöckchen, Schlüsselblume, Thymian

Herz-Yang-Mangel: Arnika, Baldrian, Ingwer, Nelken, Rosmarin, Schnittlauch, Kampfer, Maiglöckchen, Meerzwiebel

Herz-Yin-Mangel: Borretsch, Bitterorange, Hopfen, Johanniskraut, Melisse, Ringelblume, Silberweide, Vogelmiere, Weißdorn, Weizengras

Innerer Wind: Gartenraute, Lindenblüten, Origano, Passionsblume, Schlüsselblume

Körpersäft-Mangel (Jinye-Mangel): unreife Brombeeren, Ginseng, Isländisches Moos

Leber-Blut-Mangel: Brennnessel, Brunnenkresse

Leber-Blut-Stagnation: Zypresse, Frauenmantel, Grießwurzel, Hirtentäschel, Klettenlabkraut, Rote Pfingstrose, Rebhuhnbeere, Ringelblume, Rosskastanie, Sauerampfer

Leber-Feuchte-Hitze: Aloe, Artischocke, Augentrost, Bärentraubenblätter, Brennnessel, Chyrsanthemen, Enzian, Mariendistel, Odermennig, Pestwurz, Rhabarber, Schneeflockenbaum, Schöllkraut, Schwertlilie, Tausendguldenkraut, Weißer Andorn, Wilder Schneeball, Zitrone

Leber-Qi-Stagnation: Artischocke, Baptisie, Benediktinerkraut, Berberitze, Bertram, Blutwurzel, Bockshornkleesamen, Brennnessel, Zypresse, Echter Alant, Eisenkraut, Erdrauch, Frauenmantel, Gartenraute, Geranie, Hirtentäschel, Johanniskraut, Knotenbraunwurz, Liebstöckel, Meerzwiebel, Passionsblume, Petersilienwurzel, Pfefferminze, Ringelblume, Rose, Rosskastanie, Schafgarbe, Schneeflockenbaum, Schöllkraut, Schwertlilie, Sellerie, Spirulina, Weizengras, Wermut, Wilder Schneeball

Leber-Yang, aufsteigend: Durchwasdost, Frauenmantel, Löwenzahn, Melisse, Passionsblume, Weiße Pfingstrose, Portulak, Rose, Schafgarbe, Schneeflockenbaum

Leber-Yin-Mangel: Mariendistel

Lungen-Feuchte-Hitze: Lindenblüten, Maishaar, Mariendistel, Seidenpflanze

Lungen-Feuchte-Kälte: Blutwurzel, Echter Alant, Echter Ehrenpreis, Kiefer, Knoblauch, Meerrettich, Myrre, Myrte, Waldlilie

Lungen-Feuchte-Hitze: Pfefferminze, Schwarzer Hollunder, Seifenkraut, Wilder Schneeball

Lungen-Qi-Mangel: Blutwurzel, Ginseng, Huflattich, Isländisches Moos, Knoblauch, Pestwurz, Rosmarin, Ysop

Lungen-Yang-Mangel: Senfsamen, Weiße Zaunrübe

Lungen-Yin nährende Kräuter: Borretsch, Eibischwurzel, Geranie, Huflattich, Immergrün, Isländisches Moos, Käsepappel, Klatschmohn, Kleine Königskerze, Lindenblüten, Lungenkraut, Malve, Meerzwiebel, Ockergelber Hohlzahn, Odermennig, Seifenkraut, Süßholz, Vogelmiere, Wiesenklee

Magen-Kälte: Basilienkraut, Dillsamen, Engelwurz, Fenchel, Ingwer, Liebstöckel, Nelken, Sternanis, Thymian, Zimt

Milz-Feuchte-Hitze: Artischocke, Eisenkraut, Erdrauch, Gänsefingerkraut, Heidelbeere, Kalmus, Salbei, Schafgarbe, Tausendguldenkraut, Schneeflockenbaum

Milz-Feuchte-Kälte: Basilikum, Engelwurz, Fenchel, Kardamom, Origano, Rosmarin, Salbei, Thymian

Milz kann das Blut nicht halten (Blutungen): Gerösterer Beifuß, Gerösteter Ingwer

Milz-Yang-Mangel: Engelwurz, Ingwer, Kampfer, Nelken, Salbei, Sternanis, Wacholder, Ysop, Zimt

Milz-Qi-Mangel: Benediktinerkraut, Berberitze, Bitterorange, Engelwurz, Frauenmantel, gekeimte Gerste, Geranie, Luzerne, Origano, Petersilienwurzel, Rebhuhnbeere, Rettichsamen, Rosmarin, Salbei, Seidenpflanze, Silberweide, Sellerie, Süßholz, Thymian, Walnuss, Wermut, Ysop

Nieren-Qi-Mangel: unreife Brombeeren, unreife Himbeeren, Doldenblütiges Wintergrün, Hortensie, Rosmarin, Schafgarbe

Nieren-Yang-Mangel: Blutwurzel, Bockshornkleesamen, Dillsamen, Fenchelsamen, getrockneter Ingwer, Kiefer, Kümmel, Nelken, Rosmarin, Schnittlauch, Sternanis, Thymian, Wacholder, Weiße Zaunrübe, Zimtrinde

Nieren-Yin-Mangel: Ackerschachtelhalm, Baldrian, Doldenblütiges Wintergrün, Hopfen, Johanniskraut, Mistel, Ockergelber Hohlzahn, Silberweide, Weißdorn

Rebellierendes Magen-Qi: Rettichsamen, Nelken

Shaoyang-Fieber: Schneeflockenbaum

Sommerhitze: Durchwasdost

Toxische Hitze, ausleitend: Doldenblütiges Wintergrün, Erdrauch, Klettenlabkraut, Knotenbraunwurz, Löwenzahn, Mariendistel, Rhabarber, Ringelblume, Sauerampfer, Sellerie, Spirulina, Süßholz, Wiesenklee, Wildes Stiefmütterchen

Wind-Hitze: Borretsch, Echtes Mädesüß, Eisenkraut, Eukalyptus, Doldenblütiges Wintergrün, Lindenblüten, Melisse, Pfefferminze, Ringelblume, Schlüsselblume, Schwarzer Hollunder (Blüten), Schwarzer Hollunder, Seidenpflanze

Wind-Kälte: Angelikawurzel, Benediktinerkraut, Echinacea, Engelwurz, Frauenwurzel, Huflattich, Ingwer, Kampfer, Knoblauch, Pestwurz, Rosmarin, Schwarzer Pfeffer, Thymian, Wilder Ingwer, Ysop, Zimtzweige

Yuanqi-Mangel: Ginseng

CHINESISCHES GLOSSAR

Die Zwölf Organe
Lunge: Fei
Herz: Xin
Leber: Gan
Milz: Pi
Niere: Shen
Dickdarm: Dachang
Dünndarm: Xiaochang
Gallenblase: Dan
Magen: Wei
Blase: Pangguang
Kreislauf/Perikard: Xinbao
Dreifacher Erwärmer: Sanjiao

Wundergefäße
Lenkergefäß: Dumai
Konzeptionsgefäß: Renmai
Gürtelgefäß: Daimai
Zentralgefäß: Zhongmai

Sechs-Schichten-System
Taiyang: Dünndarm + Blase
Yangming: Magen + Dickdarm
Shaoyang: Gallenblase + Dreifacher Erwärmer
Taiyin: Lunge + Milz
Shaoyin: Herz + Niere
Jueyin: Leber + Kreislauf
Bagang: Die Acht Leitkriterien

Ben: Wurzel (Ursachen) einer Erkrankung
Biao: Zweig (Symptome) einer Erkrankung
Bufa: Tonisierende Methode
Cun: Chinesisches Körpermaß, ein Querfinger
Fu: Hohlorgane (Yang-Organe): Gallenblase, Dünndarm, Magen, Dickdarm, Blase
Jinye: Körperflüssgkeiten
Jing: Essenz
Mai: Gefäß, Puls
Shen: Geist
Qi: Energie
Xiefa: Sedierende Methode
Xu: Mangel, Leere
Xue: Blut
Zang: Speicherogane (Yin-Organe): Leber, Herz, Milz, Lunge, Niere
Zhi: Willenskraft

AUSBILDUNGSADRESSEN

Deutschland

Academy of Chinese Acupuncture, Kurs-Info: Th. Pfeiffer, Jenaer Str. 16, 10717 Berlin, Tel.: 05882/98 79 94; Fax: 05882/98 79 92. Ausbildungszyklen in Akupunktur bei Frau Dr. Radha Thambirajah

Akupunktur Kolleg Kirchhoff, Oststr. 38, 45549 Strockhövel, Tel.: 023 39/71 26, Fax: 023 39/49 55

Arbeitsgemeinschaft für Klassische Akupunktur und Traditionelle Chinesische Medizin e.V. (Heilpraktiker und Ärzte), Sekretariat der AG: Wisbacher Str. 1, 83435 Bad Reichenhall, Tel.: 08651/71 06 94, Internet: www.agtcm.de

Organisation TCM-Kongress in Rothenburg o.d.T. (jährlich zu Christi Himmelfahrt) mit internationalen TCM-Experten (Internet: www.tcm-kongress.de); Studienreisen an die University of TCM in Tianjin/VR China

Ausbildungszentrum Mitte, Schulbüro des ABZ, B.Gensert, Frankfurter Str. 59-61, 63067 Offenbach, Tel.: 069/82 36 14 17, Fax: 069/82 36 17 49, e-mail: ABZ.Mitte.f.TCM@t-online.de, Internet: www.agtcm.de

Ausbildungszentrum Süd, (Ausbildung in München, Bad Dürrheim, Bad Waldsee, Basel und Herisau (Schweiz)), Leitung: B. Steiner, Hittisweiler 11, 88339 Bad Waldsee, Tel.: 07524/933 99, Fax: 07254/ 933 98

Ausbildungszentrum Nord, U. Lorenzen, Projensdorfer Str. 14, 24106 Kiel, Tel.: 0431/33 03 01 oder 0172/922 31, e-mail: u.lorenzen@ki.comcity.de; Internet: www.agtcm.de

Ausbildungszentrum Ost, Shou Zhong-Schule für TCM e.V., Ausbildungszentrum Ost für Klassische Akupunktur und TCM, Karl-Marx-Str. 15, 14482 Potsdam (Babelsberg), Tel./Fax: 0331/748 19 38

Ausbildungszentrum West, August-Brodde-Schule - ABZ West, Paulsstr. 14-18, 42287 Wuppertal, Sekretariat: Lisa Magel, Tel.: 0202/254 40 70; Fax: 0202/59 33 37 e-mail: H.Magel@t-online.de, Internet: www.agtcm.de

Pharmakologiezentrum Hamburg und Offenbach, Anmeldung/Info Hamburg: Barbara Kirschbaum/Walter Geiger (auch Spezialpraxis für Hautkrankheiten), Osterstr. 83, 20259 Hamburg, Tel.: 040/491 30 24, Fax: 040/491 80 06; ABZ Mitte: Frankfurter Str. 59-61, 63067 Offenbach; Tel.: 069/82 36 14 17, Fax: 069/82 36 17 49

Chinesische Pharmakologie Berlin, Anmeldung und Information bei Renate Ilg, Friedelstr. 10, 12047 Berlin, Tel./Fax: 030/624 51 32, e-mail: Renate.Ilg@t-online.de

Deutsche Ärztegesellschaft für Akupunktur e.V./DÄGfA, Fortbildungszentrum Würmtalstr. 54, 81375 München, Tel.: 089/710 05-11, -12; Fax: 089/710 05-25; e-mail: fz@daegfa.de; Internet: www.daegfa.de

Deutsche Gesellschaft für Akupunktur und Neuraltherapie e.V./DGfAN, Geschäftsstelle: Mühlweg 11, 07368 Ebersdorf/Thüringen; Tel.: 036651/550 75; Fax: 036651/550 74; e-mail: DgfAN@t-online.de; Internet: www.dgfan.de

Deutsche Akademie für Akupunktur und Aurikulomedizin e.V./DAAA, Feinhalsstr. 8, 81247 München, Tel.: 089/891 53 10, Fax: 089/891 53 11; e-mail: akademie@akupunktur-arzt.de; Internet: www.akupunktur-arzt.de

Deutsche Akupunktur Gesellschaft Düsseldorf (Leiter: Dr. Stux), Goltsteinstr. 25, 40211 Düsseldorf, Tel.: 0211/36 90 99; Fax: 0211/36 06 57; Internet: www.akupunktur-aktuell.de

Deutsches Forschungsinstitut für Chinesische Medizin/DFCM, Leitung Prof. h.c. Schnorrenberger (China College, Taichung/Taiwan, Rep. China). Silberbachstr. 10, 79100 Freiburg, Tel.: 0761/772 34, Fax: 0761/7006 87

Deutsche Gesellschaft für Ganzheitliche Augenheilkunde e.V./DGGA, Dr. Reinhard Küstermann, Hospitalsstr. 8, 97877 Wertheim, Tel.: 09342/1477, Fax: 09342/21763, e-mail: Drkuestermann@t-online.de oder DGGA.BadMergentheim@t-online.de, Internet: www.ophthalmologie.de

Deutsche Gesellschaft für Traditionelle Chinesische Medizin/DGTCM, Dr. med. J. Greten, Rohrbacherstr. 255, 69126 Heidelberg, Tel./Fax: 06221/37 45 46, e-mail: info@dgtcm.de; Internet: www.dgtcm.de

Fachgesellschaft für Akupunktur, Naturheilkunde und Schmerztherapie/ FANS, Freiburg; Rothweg 8, 74842 Billigheim; Tel.: 0800-FANSKURS (32 67 58 77); Fax: 0800-FAX2FANS (32 92 32 67), e-mail: info@FANS-Freiburg.de; Internet: www.FANS-Freiburg.de

Forschungsgruppe Akupunktur und Traditionelle Chinesische Medizin e.V./ FATCM. (Dr. med. G. Böwing), Seminarorganisation: Sekretariat Gisela Kraus, Postfach 1333, 85563 Grafing, Tel.: 08092/847 34, Fax: 08092/847 39; Internet: www.forschungsgruppe-akupunktur.de; e-mail: hostmaster@forschungsgruppe-akupunktur.de

Gottfried Gutmann Akademie und Ärzteforum für Akupunktur e.V., Ostenallee 107, 59071 Hamm, Tel.: 02381/986-0. Fax: 02381/986-499, e-mail: GGA@ManuelleTherapieHamm.de, Internet: www.ManuelleTherapieHamm.de

Helena Heilpraktikerschule, Hofaue 54, 42103 Wuppertal, Tel.: 0202/446 121. Zweijährige TCM-Ausbildung für Heilpraktiker

Johanniter-Krankenhaus Bramsche GmbH, Abteilung TCM, Hasestr. 16-18, 49565 Bramsche; Tel.: 05461/805 127; Fax: 05461/805 158

Kölner Akupunkturtage/KAT, Sekretariat Dr. F. Fischer, Benesisstr. 24-32, 50672 Köln, 0221/2584470, Fax: 0221/2584472

Schule für TCM, c/o TCM-Klinik Kötzting, Ludwigstr. 2, 93444 Kötzting, Tel.: 09941/6090, Fax: 09941-609499

Schule für Traditionelle Chinesische Medizin Ingrid Hendry; Infos bei: Ausbildungskoordination für TCM Ingrid Hendry, Godolphin House, Broom Way, GB-Weybridge, Surrey, KT13 9TG, Tel./Fax: 01932/847618; e-mail: hendry1@compuserve.com

Societas Medicinae Sinensis/SMS, Internationale Gesellschaft für Chinesische Medizin e.V., Franz-Joseph-Str. 38, 80801 München, Tel.: 089/335674, Fax: 089/337352 (Faxabruf Ärzteliste); Internet: www.tcm.edu oder www.akupunktur.ch

Tang Du Institut für TCM (Ausbildungsinstitut des Berufsverbandes der Frauenärzte e.V.) Sekretariat: Ruhrblick 20, 58313 Herdecke, Tel.: 02330/910710, Fax: 02330/910711

TCM-Advance, Große Str. 3, 49074 Osnabrück, Tel.: 0541/260 504; Fax: 0541/2026937

TCM Ausbildungszentrum Berlin, Novalisstr. 10, 10115 Berlin Mitte, Tel.: 030/56596224 (Ringleitung), Fax: 030/56596223. e-mail: berlin@tcm-academy.org

Thalamus Schulen für ganzheitliche Heilkunde, Heilpraktikerschulen GmbH, Zentrale: Engelbergerstr. 19, 79106 Freiburg, Tel.: 0761/277509 oder 0180/5257152, Fax: 0761/286807

Universität Ulm, Akupunktur und Traditionelle Chinesische Medizin, 3-jährige Ausbildung. Kontakt: Akademie für Wissenschaft, Wirtschaft und Technik an der Universität Ulm, Tel.: 0731/502 5266, Fax: 0731/502 2016, e-mail: akademie@uni-ulm.de

Universität Witten/Herdecke, Fakultät für Medizin, Studiengang TCM in Witten/Herdecke, Alfred-Herrhausen-Str. 50, 58448 Witten. Info: Sekretariat TCM, Oststraße 38, 45549 Sprockhövel. Tel.: 02339/121182, Fax: 02339/4955, e-mail: public@uni-wh.de, Internet: www.Uni-wh.de

Österreich

Bacopa Handels- & Kultur Ges.m.b. H, Bacopa Bildungszentrum-Bacopa Ärztegesellschaft; Leitung: Mag. W. Fehlinger und Dr. Florian Ploberger (ärztlicher Leiter), Waidern 42, 4521 Schiedlberg, Tel.: 0 7251/222 35, Fax: 0 7251/222 35-16, e-mail: bildungszentrum@bacopa.at, Internet: www.bacopa.at

Österreichische Ausbildungsgesellschaft für Traditionelle Chinesische Medizin (ÖAGTCM), Leitung: Dr. Florian Ploberger, Waidern 42, 4521 Schiedlberg, Tel.: 07251/22235, Fax: 07251-22235-16, e-mail: info@oeagtcm.at, Internet: www.oeagtcm.at

Med Chin, Medizinische Gesellschaft für chinesische Gesundheitspflege in Österreich, Leitung: Prof. Dr. G. Kubiena, Weimarerstr. 41, 1180 Wien, Tel. und Fax: 01/470 70 70, e-mail: office@medchin.at, Internet: www.medchin.at

Österreichische Gesellschaft für Akupunktur und Aurikulotherapie/ÖGAA, Ludwig-Boltzmann-Institut für Akupunktur, Leitung: Prof. Dr. H. Nissel, Kaiserin-Elisabeth-Spital, Huglgasse 1-3, 1150 Wien, Tel.: 01/9810457-58, Fax: 01/9810457-59, e-mail: aku@kes.magwien.gv.at, Internet: www.akupunktur.at

Arbeitskreis Chinesische Phytotherapie, Kaiserin-Elisabeth-Spital, Huglgasse 1-3, A-1150 Wien, Tel.: 01/9810457-58, Fax: 01/9810457-59, e-mail: aku@kes.magwien.gv.at, Internet: www.chinphyto.at

Österreichische Gesellschaft für kontrollierte Akupunktur, Kreuzgasse 21, A-8010 Graz, Tel.: 0316/7374050, Fax: 0316/7374051, e-mail: office@ogka.at; Internet: www.ogka.at

Österreichische Wissenschaftliche Ärztegesellschaft für Akupunktur/ÖWÄA, Dr. med. G. König, Schwindgasse 3, 1040 Wien. Tel.: 01/505 0392, Fax: 01/504 1502, e-mail: office@akupunktur.org, Internet: www.akupunktur.org

Pro Medico Fortbildung, A-9762 Weissensee, Tel.: 04713/2 59 25, Fax 04713/2 59 54, e-mail: info@pro-medico-fortbildung.com, Internet: www.pro-medico-fortbildung.com

Tai Chi Verein Shambala, Josefstädter Straße 5, 1080 Wien, Tel.: 01/408 47 86, Fax: 01/4084 7864, e-mail: info@shambala.at, Internet: www.shambhala.at

Wiener Schule für TCM, Hasnerstr. 29/7+9, 1160 Wien, Tel.: 01/49 49 600, Fax: 01/49 41 464-19, E-mail: office@wstcm.at, Internet: www.wstcm.at

Donau-Universität Krems, TCM, MSc, Dr. Karl-Dorrek-Str. 30, 3500 Krems, Leitung: Dr. Andrea Dungl-Zauner, E-mail: tcm@donau-uni.ac.at, Internet: www.donau-uni.ac.at/tcm

Schweiz

Akademie für Chinesische Naturheilkunde, Dr. H. Montakabbox 604, 1965 Savièse, Sekretariat: Esther Aubry, Islikerstr. 21, 8355 Aadorf, Tel.: 0 52 365 3543, Fax: 0 52 365 3542, e-mail: Aubry@ChiConnection.com

Akademie für Taoistische Medizin und Akupunktur/ATMA, Eulerstr. 55, 4054 Basel, Tel.: 0 61/273 12 65, Fax: 0 61/273 12 63, e-mail: hp-braun@bluewin.ch

Ärztegesellschaft für Traditionelle Chinesische Medizin/AG TCM, Sekretariat Dr. med. Doris Renfer-Martin, Kirchplatz 3, 8953 Dietikon, Tel.: 01/740 52 23, Fax: 0 1/740 48 45, e-mail: drenferm@hin.ch

Assoziation Schweizer Ärztegesellschaften für Akupunktur und chinesische Medizin/ASA (Dachorganisation der folgenden Ärztegesellschaften), Sekretariat ASA, Postfach, 8575 Bürglen, www.akupunktur.ch

Basler Gesellschaft für Traditionelle Chinesische Medizin/BSG TCM, Sekretariat: Iris Schmidlin, Flachslanderstr. 12, 4057 Basel, Tel.: 061/693 46 94

Berner Gesellschaft für Traditionelle Chinesische Medizin/BG TCM, Sekretariat: Christina Fournier, Unterer Zelgweg 21, 3252 Worben, Tel.: 032/384 6602, e-mail: CH.Fournier@bluemail.ch

Institut für Traditionelle Chinesische Medizin Basel AG, Klosterberg 11, 4051 Basel, Tel./Fax: 061/923 88 23, e-mail: ausbildung@i-tcm-b.ch

Schweizerische Ärztegesellschaft für Akupunktur, Chinesische Medizin/SAGA TCM, Sekretariat: SAGA-TCM, Postfach 2003, 8021 Zürich, Sekretariat Tel.: 049/87 880 2288, Internet: www.chinesische-medizin.ch

Schweizerische Ärztegesellschaft für Aurikulomedizin und Akupunktur/ SAEGAA, Sekretariat: Postfach 176, CH-8575 Bürglen, Tel.: 071/634 66 19, Fax: 071/634 66 18

Schweizerische Berufsorganisation für Traditionelle Chinesische Medizin/ SBO TCM, Sekretariat/Geschäftsleitung: Heidi Weilenmann, Luzernerstr. 69, 6030 Ebikon/Luzern, Tel.: 0429/81 89, Fax: 0429/81 85, e-mail: sbo-tcm@gmx.ch

Zürcher Gesellschaft für Traditionelle Chinesische Medizin/ZG TCM, Sekretariat: Irene Meyer, Postfach 346, 9201 Gossau, Tel.: +41/(0)71/3813 30

Heilpraktikerschule Schweiz, Luzern, Peter von Blarer und Ulrike Zalokar, Internet: heilpraktikerschule.ch, 0041 41410 9692, Gesegnetmattstr. 14, 6006 Luzern

Niederlande

Anglo-Dutch Institute for Oriental Medicine BV, Duinlustweg 16, NL-2051 AA Overveen, Tel.: +31/(0)23/5241010, Fax: +31/(0)23/5244131; e-mail: info@theangloutch.com; Internet: www.theanglodutch.com (englischsprachige Kurse)

International Free University, Section of Traditional Oriental and Philosophical Medicine, Sint Pieterskade 4, NL-6211 JV Maastricht, Tel.: +31/(0)433/217649, Fax: +31/(0)433/256293

Großbritannien

Britisch Acupuncture Accreditation Board (BAAB, Tel.: 0181/9683469, Fax: 0181/9686163

British Acupuncture Council, Park House, 206-208 Latimer Rd, London W10 6RE,Tel.: 0181/9640222, Fax: 0181/9640333, e-mail: info@acupuncture.org.uk

British Medical Acupuncture Society, Newton House, Newton Lane,Whitley, GB-Warrington, Cheshire WA4 4JA, Tel.: 01925/730727, Fax:01925/730492, e-mail: Bmasadmin@aol.com

Feng Shui Network International, 8 Kings Court, Pateley Bridge, Harrogate, North Yorkshire HG3 5JW

Society of Auricular Acupuncture, Nurstead Lodge, Nurstead, Meopham, Kent DA13 9AD, Tel.: 01474/813902

T'ai Chi Union für Great Britain, 23 Oakwood Avenue, Mitcham, Surrey CR 4 3DQ

The British Massage Therapy Council, Greenbank House, 65a Adelphi Street, Preston, Lancashire PR1 7BH

The Register of Chinese Herbal Medicine, PO Box 400, Wembley, Middlesex HA9 9NZ, erteilt schriftlich detailierte Auskünfte über Kräuter und Rezepturen

The UK Tai Chi Association, PO Box 159, Bromley, Kent BR1 3XX

The Qigong Centre, PO Box 116, Manchester M20 3YN

Sri Lanka

Acupuncture Foundation, Secretary General Commonwealth Institute, South Government General Hospital, Kalubowile, Colombo, Sri Lanka, Tel.: 01/585242, Fax: 01/21228 oder 21389

VR China

Chengdu University of TCM
37 Shi er qiao Road, 610075 Chengdu, Sichuan, Fax: 0086 28 7763 471

Nanjing International Acupuncture Training Centre, 282 Hanzhong Road, Nanjing 210029, VR China

Peking: China Beijing International Acupuncture training Centre, No 18, Beixingcang, Dongzhimennei, Beijing 100 004, VR China, Tel.: 010/6401 4357, Fax: 010/614 0139

Shanghai International University of TCM, Shanghai College of TCM – IATC, 530 Lingling Road, 200032 Shanghai, Tel.: 0 21 4385400, Fax: 0 21 417 8290

Organisierte Gruppenreisen mit Ausbildung in der VR China vermitteln verschiedene Akupunktur- und TCM-Gesellschaften (siehe oben); CIST (A. Rinößel) organisert Intensivpraktiken ins WHO Collaborating Center for TCM in Peking, Postfach 141, (Schiltachstr. 63), 78702 Schramberg, Tel.: 07422/21665, Fax: 07422/21699; e-mail: cbiatc@t-online.de

Empfehlenswerte „sprachliche Vorbereitung“ für länger dauernde Ausbildung in der VR China: Institut für chinesische Sprache „Sinicum“ am Landesspracheninstitut, Striepeler Str. 129, 44801 Bochum, Tel.: 0234/7007381; 3-wöchiges Intensivprogramm in chinesischer Sprache; Internet: www.ruhr-uni-bochum.de

HEILKRÄUTER-BEZUGSQUELLEN

Apotheken in Österreich, in denen chinesische Kräuter zu beziehen sind:
(geordnet nach Postleitzahlen)

Apotheke Zu unserer lieben Frau bei den Schotten, Freyung 7, 1010 Wien,
Tel.: 01/5332457; Fax: 01/5352337

Apotheke Zum Schwan, Schottenring 14, 1010 Wien,
Tel.: 01/5333541; Fax: 01/5332579-30

Augarten-Apotheke, Untere Augartenstraße 13, 1020 Wien,
Tel.: 01/332 75 62, Fax: 01/332 75 62/31

Apotheke Zur heiligen Elisabeth, Landstrasser Hauptstrasse 4, 1030 Wien,
Tel.: 01/7134480; Fax: 01/7134481

Apotheke Zur Kaiserkrone, Mariahilferstraße 110, 1070 Wien,
Tel.: 01/5262646; Fax: 01/5262647

Maria-Treu-Apotheke, Josefstädterstraße 68, 1080 Wien,
Tel.: 01/4052680; Fax: 01/4056603

Welt-Apotheke, Lerchenfelder Straße 122, 1080 Wien,
Tel.: 01/405 21 18; Fax: 01/406 14 13

Vindobona-Apotheke, Bauernfeldplatz 4, 1090 Wien,
Tel.: 01/3175191; Fax: 01/3175191-4

Schubert Apotheke, Arndtstrasse 88, 1120 Wien,
Tel.: 01/8137232, Fax: 01/8137232-30

St. Anna-Apotheke, Linzer Straße 250, 1140 Wien,
Tel.: 01/9143115; Fax: 01/9143115-16

Sandleiten-Apotheke, Sandleiteng. 49-51, 1160 Wien,
Tel.. 01/4062143; Fax: 01/4862143-4

Adler-Apotheke, Kirchstetterngasse 36, 1160 Wien,
Tel.: 01/4931889; Fax: 01/4944227

Apotheke Zur Mutter Gottes, Sternwartestraße 6, 1180 Wien,
Tel.: 01/4783464; Fax: 01/4783464-3

Apotheke Hackenberg, Heiligenstädterstraße 140, 1190 Wien,
Tel.: 01/3674504; Fax: 01/3674504-20

Apotheke Zum Weinberg, Grinzingerstraße 83, 1190 Wien,
Tel.: 01/3700070; Fax: 01/3700070-70

Donau-Apotheke, Donaufelderstr. 99, 1210 Wien,
Tel.: 01/256979; Fax: 01/2569797-7

Apotheke Rodaun, Ketzergasse 368, 1230 Wien,
Tel.: 01/8884170-0; Fax: 01/8892727

Georg-Apotheke, Badstraße 49, 2340 Mödling,
Tel.: 02236/24139; Fax: 02236/24139-4

Südstadt-Apotheke, Südstadtzentrum 2, 2344 Maria Enzersdorf,
Tel.: 02236/42489; Fax: 02236/42489-32

Apotheke ApoTeeke, Wr. Neustädter Straße 32b, 2524 Teesdorf,
Tel.: 02253/80540; Fax.: 02253/80540-40

Alte Kronen Apotheke, Hauptplatz 13, 2700 Wiener Neustadt,
Tel.: 02622/23300; Fax: 02622/23300-23

Apotheke Zur heiligen Dreifaltigkeit, Hauptplatz 25, 3040 Neulengbach,
Tel.: 02772/52421; Fax: 02772/52421-4

Panther-Apotheke, Josefstr. 51 – 53, 3100 St. Pölten,
Tel.: 02742/720590; Fax: 02742/720

Sonnenapotheke, Staasdorfer Straße 15, 3430 Tulln,
Tel.: 02272/961796; Fax: 02272/961796-20

Linzer Schutzengel-Apotheke, Herrenstraße 2, 4010 Linz,
Tel.: 0732/778227; Fax: 0732/7659149

Resch-Apotheke, Rudolfstraße 13, 4040 Linz-Urfahr,
Tel.: 0732/731121; Fax: 0732/731121-12

Apotheke im Sonnengarten, Wagnerweg 2, 4203 Altenberg,
Tel.: 07230/70959, Fax: 07230/70959-11

Hoyer's Nibelungen-Apotheke, Langenharterstraße 40, 4300 St. Valentin,
Tel.: 07435/58480; Fax: 07435/58480-84

St. Berthold Apotheke, St. Berthold Allee 23, 4451 Garsten,
Tel.: 07252/53131; Fax: 07252/53131-6

Apotheke Zum Lebensbaum, Berchtesgadnerstraße 35b, 5020 Salzburg,
Tel.: 0662/828182; Fax: 0662/828182-11

Fürstenallee-Apotheke, Nonntaler Hauptstraße 61, 5020 Salzburg,
Tel.: 0662/821964; Fax: 0662/821964-4

Arnika-Apotheke, Halleiner Landesstraße 7, 5412 Puch,
Tel: 06245/70058, Fax: 06245/70058-10

Apotheke Boznerplatz „Zum heiligen Konrad", Bozner Platz 7,
6020 Innsbruck, Tel.: 0512/585817; Fax: 0512/585817-3

Lindenapotheke, Amraserstrasse 106a, 6020 Innsbruck,
Tel.: 0 512/341491; Fax: 0512 341491-15

Kur- und Stadt-Apotheke, Oberer Stadtplatz, 6060 Hall in Tirol,
Tel. und Fax: 05223/45000

Lebensquell-Apotheke, Haselstauderstrasse 29a, 6850 Dornbirn,
Tel.: 05572/201120; Fax: 05572/201120-3

Adler-Apotheke, Hauptplatz 4, 8010 Graz,
Tel.: 0316/830342; Fax: 0316/830342-10

Apotheke Am eisernen Tor, Opernring 24, 8010 Graz,
Tel.: 0316/829647; Fax: 0316/827550

Löwen-Apotheke, Wienerstraße 19, 8010 Graz,
Tel.: 0316/714691; Fax: 0316/714691-7

Stiftsapotheke St. Lambrecht, Hauptstraße 1, 8813 St. Lambrecht,
Tel.: 03585/2280; Fax: 03585/2280-4

Apotheke Zur Mariahilf, Hauptplatz 6, 8820 Neumarkt,
Tel.: 03584/2284; Fax: 03584/2284-13

Apotheke Ebental, Miegererstraße 41, 9065 Ebental,
Tel.: 0463/318610; Fax: 0463/318611

Kreisapotheke Villach, Hauptplatz 4, 9500 Villach,
Tel.: 04242/24118; Fax: 04242/24118-4

Mag. Kottas Kräuterhaus – Heilkräuterspezialist seit 1975,
Beratung und Detailverkauf, 1010 Wien, Freyung 7, Tel.: 01/5339532

Firmen (Europa, Auswahl)

Biomed, An der Becke 2, 45527 Hattingen, Deutschland
Tel.: 02324/33741, Fax: 02324/31175, Akupunkturbedarf, chin. Heilkräuter (Verkauf an Apotheken), Granulate, Literatur

Biomed N.V., Hoevenstraat 45, 2160 Wommelgem, Belgien,
Tel.: 03/3540333, Fax: 03/3540377, Akupunkturbedarf, Heilkräuter, Granulate (Verkauf an Apotheken)

Bollwerk Apotheke, Bollwerk 15, Genferhaus, 3000 Bern, Schweiz
Tel.: 031/311 17 31, Fax: 031/3116052, chin. Heilkräuter (Verkauf an Apotheken)

Chin. Arzneimittel Agentur, Hans Dill Str. 9, 95326 Kulmbach, Deutschland
Tel.: 09221/84111, Fax: 09221/841 14, Chin. Fertigarzneimittel (Verkauf an Apotheken)

Chinamed, Arzneimittelvertrieb Herbert Strohammer, Holhausen 10, 83317 Teisendorf, Deutschland, Tel.: 08666/7951, Akupunkturbedarf und chinesische Heilkräuter

China Medica, Postfach 11, 83735 Bayrisch Zell, Deutschland,
Tel.: 08023/653, Fax: 08023/607, Chin. Heilkräuter (Verkauf an Apotheken)

China Purmed: Albtalstr. 13, D-76137 Karlsruhe,
Tel.: 0721/360 40, Fax: 0721/36080, Akupunkturbedarf, chin. Heilkräuter (Verkauf an Apotheken)

Fa. Plantasia, Brückenstr. 9, 5110 Oberndorf, Österreich
Tel. und Fax: 06272/6909, Inhaber: Erich Stöger, chinesische Heilkräuter (Verkauf an Apotheken)

Formula GmbH, Mariannenweg 46, 61348 Bad Homburg, Deutschland
Tel.: 06172/93 88 44, Fax: 06172/93 88 55, Chinesische Heilkräuter (Verkauf an Apotheken)

Harmonia I Naturalesa, boite postale 117, Andorra la vella, Principat d'Andorra, Andorra, Tel.: 0180/525 46 29, Fax: 0180/7 525 43 82, Akupunkturbedarf, chinesische Heilkräuter, Granulate (Verkauf an Apotheken)

Herba Natura Kräutergroßhandel Noll GmbH, Schafweg 15, 46485 Wesel,
Tel. und Fax: 0281/53 08 04, chinesische Heilkräuter (Verkauf an Apotheken)

Neumarkt Apotheke, Neumarkt 3, 49074 Osnabrück, Deutschland
Tel.: 0541/35 89 20, Fax: 0541/35 89 220, chinesische Heilkräuter (Verkauf an Apotheken)

PhytoComm, Hafenstr. 17, 77694 Kehl, Deutschland
Tel. und Fax: 07851/48 32 52, chinesische Pflanzenextrakte (Verkauf an Apotheken)

Schadow Apotheke, Schadowplatz 18, 40212 Düsseldorf, Deutschland
Tel.: 0211/32 08 53, Fax: 0211/32 03 88, chinesische Heilkräuter (Verkauf an Apotheken)

Sine Cura, Schachenallee 29, 5000 Aarau, Schweiz
Tel.: 062/822 81 84, Fax: 062/822 06 25, chinesische Heilkräuter (Verkauf an Apotheken)

SinoMed Handelsgesellschaft für Arzneimittel und Bedarfsartikel der Chinesischen Medizin & Co KG, Ludwigstr. 2, 93444 Kötzting/Bayerischer Wald, Deutschland, Tel.: 09941/609 100, Fax: 09941/609 132, Akupunkturbedarf, chinesische Heilkräuter, (Verkauf an Apotheken)

St. Peter Apotheke, St. Peterstr. 16, 8001 Zürich, Schweiz
Tel.: 01/211 44 77, Fax: 01/212 04 91, chinesische Heilkräuter (Verkauf an Apotheken)

LITERATURVERZEICHNIS

Thema TCM allgemein

Focks, C., Hillenbrand, N., *Leitfaden Traditionelle Chinesische Medizin,* 4. Auflage. Urban & Fischer, München 2004

Kaptchuk, T.J., *Chinese Medicine. The Web That Has No Weaver.* Rider, London 1983. Deutsch: Das große Buch der chinesischen Medizin. O.W. Barth Verlag, Wien 1992

Kirschbaum, B., *Die 8 außerordentlichen Gefäße in der traditionellen chinesischen Medizin.* ML-Verlag, Uelzen 1995

Kubiena, G., *Chinesische Syndrome verstehen und verwenden.* Maudrich, Wien - München - Bern 1996

Lorenzen, U., Noll, A., *Die Wandlungsphasen der traditionellen chinesischen Medizin.* Bd. 1-5 (1992, 1994, 1996, 1998, 2000), Müller & Steinicke, München

Lu, H., *Doctors' Manual of Chinese Food Cures and Western Nutrition.* Academy of Oriental heritage, Vancouver 1995

Maciocia, G., *The Foundations of Chinese Medicine,* Churchill Livingstone, New York 1989; Deutsch: *Die Grundlagen der Chinesischen Medizin,* Verlag für Ganzheitliche Medizin, Kötzting 1995

Pitchford, P., *Healing with Whole Food,* North Atlantic Books, Berkeley 1993

Ploberger, Florian, *Grundlagen der Traditionellen Chinesischen Medizin,* Bacopa Verlag, Schiedlberg, 2007

Ploberger, Florian, *Psychologische Aspekte in der Traditionellen Chinesischen Medizin,* Bacopa Verlag, Schiedlberg, 2006

Porkert, M., *Neues Lehrbuch der chinesischen Diagnostik.* Phainon Edition & Media GmbH, Dinkelscherben 1993

Ross, J., *Zang Fu.* Churchil Livingstone, Edinburgh 1985. Deutsch: *Zang Fu.* ML-Verlag, Uelzen 1992

Schnorrenberger, C.C., *Lehrbuch der Chinesischen Medizin für westliche Ärzte.* Hippokrates Verlag, Stuttgart 1979

Wiseman, N., Ellis, A., *Fundamentals of Chinese Medicine.* Paradigm Publications, Brookline MA 1994

Wiseman, N., Feng, Y., *A Practical Dictionary of Chinese Medicine.* Paradigm Publications, Brookline MA 2. Aufl. 1998 (englisch)

Wühr, E., *Chinesische Syndromdiagnostik.* Verlag für Ganzheitliche Medizin Dr. Erich Wühr, Kötzting 1999

Zhong Yi Mai Xiang Yan Jiu, *Studien des chinesischen Sphygmogramms,* von Huang Shilin et al.

Zhong Yi Zhen Duan Jiang Yi, *Lehrbuch für traditionelle chinesische Diagnostik,* Gesundheitsministerium der VR China

Zhong Yi Zhen Duan Xue, *Diagnostics of TCM,* Shano Dong University of TCM

Thema Pulsdiagnostik

Flaws, B., *Chinese Pulse Diagnosis.* Blue Poppy Press, Boulder CO 1995

Flaws, B. *The Lakeside Master's Study of the Pulse,* Blue Poppy Press

Jian Ming Zhong Yi Zhen Duan, *Einführung in die traditionelle chinesische Pulsdiagnose,* Pekinger Hochschule für TCM

Julian Scott, *An Introduction to Pulse Diagnosis,* The Journal of Chinese Medicine 14, 1984

Li Dong Yuan, *Pi Wei Lun,* Blue Poppy Press

Li Shi-Zhen, *Pulse Diagnosis,* Paradigm Publications

Ploberger, Florian (Hsg.), Verma, Vinod, *Pulsdiagnose in der Chinesischen und Ayurvedischen Medizin,* Bacopa Verlag, Schiedlberg, 2009

Nguyen Van Nghi, Dr., *Differenzierte Pulsdiagnose,* Kurs der S.G.A., Lausanne, August 1971; erschienen in: L'Acupuncture Physiologique 2 und 3

Wang Shu-he, *The Pulse Classic,* A translation of the Mai Jing, translated by Yang Shou-Zhong, Blue Poppy Press

Zhao, Enjian et al., *Pulsdiagnostics of Traditional Chinese Medicine.* Tianjin Science & Technology Press 1995 (chinesisch)

Thema Zungendiagnostik

Kirschbaum, B., *Atlas und Lehrbuch der Chinesischen Zungendiagnostik.* Bd. 1, Verlag für Ganzheitliche Medizin, Kötzting 1998

Lai, Yiming, *Geheimnis zur Zungenbeobachtung und Krankheitserkennung,* Hangzhou-Verlag, Hangzhou 1996 (chinesisch)

Maciocia, G., *Tongue diagnosis in Chinese Medicine,* Eastland Press, Seattle 198. Deutsch: *Zungendiagnose in der chinesischen Medizin,* ML-Verlag, Uelzen 1996

Song, Tianbin, *Atlas der chinesischen Zungendiagnostik.* People's Health Publishing House, Peking 1984 (chinesisch)

Wang, Jili et al., *Classification and Differentiation of the Inspection auf the Tongue.* Chinese Medical Scientific Press 1992 (chinesisch)

Yuan, Heping, *Chinesische Zungendiagnostik.* Urban & Fischer, München 2001

Thema Akupunktur

Chen, Youbang et al., *The Therapeutics for Chinese Acupuncture and Moxibustion.* Chinese Science & Technology Press, Beijing 1990 (chinesisch)

Chen, Xinnong et al., *Chinese Acupuncture and Moxibustion.* Foreign Languages Press, Beijing 1987 (englisch)

Deadman, P., Al-Khafaji, M., Baker, K., *A Manual of Acupuncture.* Journal of Chinese Medicine Publications, East Sussex 1998, Deutsch: Verlag für Ganzheitliche Medizin, Kötzting 2000

Fu, Qiang, *The Practical Handbook of the Treatment for Acupuncture and Moxibustion*; Chinese Traditional Medicine Press, Beijing 1991 (chinesisch)

Geng Junying et al., *Selecting the Right Acupoints.* New World Press, Deutsch: *Wie man eine erfolgreiche Akupunkturkombination erstellt.* Verlag für Ganzheitliche Medizin, Kötzting 2000

Institute für Acupuncture of Chinese Academy of T.C.M.: *Advance in Acupuncture and Acupuncture Anaesthesia.* The People's Publishing House, Beijing 1980 (englisch)

Ma, Zhongxue, *International Exchange's Handbook for Acupuncture and Moxibustion.* Shandong Science & Technology Press 1992 (chinesisch)

O'Connor, J., Bensky, D., *Acupuncture, a Comprehensive Text.* Shanghai College of Traditional Medicine, Eastland Press, Seattle 1981

Peking University of Traditional Chinese Medicine: *Outline for Chinese Acupuncture and Moxibustion.* Jindun Publishing House, Beijing 1996 (chinesisch)

Ross, J., *Akupunkturpunktkombinationen.* ML-Verlag, Uelzen 1998

The Location of Acupoints. Foreign Languages Press, Beijing 1990

Thema Kräuterheilkunde in der TCM

Bensky, D., Barolet, R., *Chinese Herbal Medicine, Formulas & Strategies,* Eastland Press, Seattle, 1990

Bensky, D., Gamble, A., *Chinese Herbal Medicine, Materia Medica.* Eastland Press, Seattle 1986

Chen Song Fu, Li Fei, *A clinical Guide to Chinese Herbs and Formulas,* Churchill Livingstone, Edingburgh, London, Madrid, Melbourne, New York, Tokio 1993

Chevallier, A., *Enzyklopädie der Heilpflanzen,* BLV, München, 1998
Deutsch: *Chinesische Arzneimitteltherapie und Behandlungsstrategien,* Verlag für Ganzheitliche Medizin, Kötzting

Flaws, Bob, *Seventy Essentials TCM Formulas for Beginners.* Blue Poppy Press, Boulder CO 1994, Deutsch: *Siebzig grundlegende Rezepte der Chinesischen Arzneimitteltherapie.* Verlag für Ganzheitliche Medizin, Kötzting 1997

Hempen, C.-H., Fischer, T., *Leitfaden Chinesische Phytotherapie.* Urban & Fischer, München 2001

Hin-che Yeung, *Handbook of Chinese Herbs,* Institut of Chinese Medicine, Rosemead

Paulus, Ernst; Ding Yu-He, *Handbuch der traditionellen chinesischen Heilpflanzen,* Karl F. Haug Verlag, Heidelberg 1987

Ploberger, Florian, *Das TCM-Rezeptierbuch,* Urban & Fischer Verlag, München, 2006

Porkert, M., *Klinische chinesische Pharmakologie.* Phainon Edition & Media GmbH, Dinkelscherben 1994

Stöger, E.A., *Arzneibuch der chinesischen Medizin.* 2. Auflage, Deutscher Apotheker Verlag, Stuttgart 2001

Zhang, Enqin, *A practical Englisch-Chinese Library of Traditional Chinese Medicie Vol. 1 12.* Publishing House of Shanghai College of Traditional Chinese Medicine, Shanghai 1988, Volume 4, The Chinese Materica Medica

Thema westliche Kräuterheilkunde

Bedrik, Karin, *Westliche Heilpflanzen in der TCM,* Medizinische Literarische Verlagsgesellschaft, Uelzen 2000

Holmes, Peter, *The Energetics of western herbs,* Artemis Press USA, 1989

Madaus, Gerhard, *Lehrbuch der Biologischen Heilmittel,* Georg Olms Verlag, Hildesheim, New York, 1979

Pahlow, M., *Das große Buch der Heilpflanzen,* Gräfe und Unzer, 1993

Ross, Jeremy, *Westliche Heilpflanzen und Chinesische Medizin – Kombination und Integration,* Verlag für Ganzheitliche Medizin, Kötzting 2006

Ploberger, Florian, *Westliche und traditionell chinesische Heilkräuter,* Urban & Fischer Verlag, München, 2005

Schauenberger, P., F. Paris, *Heilpflanzen.* BLV, München, 1981

Schneider, Ernst, *Nutze die Heilkräftigen Pflanzen,* Saatkorn Verlag Hamburg, 1974

Wurzer, W., *Die Grosse Enzyklopädie der Heilpflanzen.* Neuer Kaiser, Klagenfurt, 1994

Index

Grundlagen der TCM

Beschäftigt sich mit den Grundlagen der TCM. Ausgehend vom Yin-Yang System sowie den Fünf Wandlungsphasen wird in anschaulicher Weise das Grundkonzept der TCM dargestellt.

156 Seiten, Tabellen, geb., ISBN 978-3-901618-41-3

Westliche Kräuter aus Sicht der TCM

Beschreibt bei uns im Westen vorhandene Kräuter so, wie sie in China beschrieben werden würden. Jedes der ungefähr 150 Kräuter wie zum Beispiel Rosmarin, Basilikum, Frauenmantel, Erdrauch, Enzian, Hirtentäschel, Liebstöckl usw. wird mit deutschem und lateinischem Namen, thermischer Wirkung, Geschmack und Organzuordnung beschrieben. Mit einem Vorwort von Claude Diolosa.

7. überarbeitete Auflage, 264 Seiten, farbige Abb., geb., ISBN 978-3-901618-67-3

Rezepturen aus westlichen Kräutern für Syndrome der TCM

Es werden Rezepturen für Syndrome der TCM, wie zum Beispiel der Nieren-Yang-Mangel oder die Leber-Qi-Stagnation, beschrieben. Bei jedem der Syndrome werden die Ursachen, Syndrome sowie Zungen- und Pulsbefund abgehandelt. Die Kräuter stammen aus mitteleuropäischen Ländern.

4. überarbeitete Auflage, 247 Seiten, geb., ISBN 978-3-901618-91-8

Krankheitsbilder in der TCM

Zu diversen Krankheitsbildern werden Ursachen, Hauptsymptome sowie die Zungen- und Pulsbefunde stichwortartig beschrieben. Folgende therapeutische Möglichkeiten kommen zur Anwendung: chinesische und westliche Kräuter sowie Akupunktur.

152 Seiten, geb., ISBN 978-3-901618-28-4

Psychologische Aspekte in der TCM

Das Buch beschäftigt sich mit der Verbindung zwischen Körper und Psyche aus Sicht der TCM. Mehrere Kapitel sind einzelnen Emotionen und geistigen Entsprechungen der Fünf Wandlungsphasen gewidmet. Ein großer Abschnitt beschreibt Krankheitsbilder der TCM mit den entsprechenden Emotionen.

254 Seiten, geb., ISBN 978-3-901618-30-7

Diagnostik und Therapie – Fallbeispiele aus der Praxis der TCM

Anhand von Fallbeispielen (Hypertonie, Akne, Neurodermitis, Lumbalgie, Uterusmyom, Multiple Sklerose etc.) werden Krankheitsbilder und ihre Differentialdiagnosen aus Sicht der TCM beschrieben und Behandlungsmöglichkeiten erläutert.

236 Seiten, geb., ISBN 978-3-901618-18-5

Tibetische Medizin

Mit einem Vorwort des XIV. Dalai Lama

Das Buch vermittelt einen tiefen Einblick in die tibetische Medizin. Erst seit wenigen Jahrzehnten wird auch Laien und Nicht-Tibetern ein Zugang zu diesem fundierten Wissen gewährt. Heute wird tibetische Medizin nur von wenigen autorisierten Menpas (tibetische Ärzten) weltweit praktiziert. Im vorliegenden Buch wird dieses alte Heilsystem anschaulich erläutert.

«Zweifellos wird dieses Buch für alle, die die tibetische Medizin studieren wollen, von großem Interesse sein, aber auch der allgemeinen Leserschaft Gelegenheit bieten, diesen wertvollen und einzigartigen Aspekt des tibetischen kulturellen Erbes schätzen zu lernen.» (Seine Heiligkeit, der XIV. Dalai Lama)

132 Seiten, zahlreiche farbige Abb., geb., ISBN 978-3-901618-17-8

Ploberger Florian (Hrsg.)

Grundlagen der Tibetischen Medizin

Eine Übersetzung des englischen „Fundamentals of the Tibetian Medicine", das der Men-Tsee-Khang (Schule für tibetische Medizin und Astrologie in Dharamsala, Nordindien) herausgegeben hat. Dr. Dawa, der Direktor des Men-Tsee-Khang, hat Florian Ploberger beauftragt, eine deutsche Version dieses Buches herauszugeben, um den Lesern diesen wertvollen und einzigartigen Aspekt des tibetischen kulturellen Erbes näher zu bringen.

168 Seiten, zahlreiche farbige Abb., geb., ISBN 978-3-901618-43-7

Ploberger Florian (Hrsg.)/Vinod Verma

Pulsdiagnose in der Chinesischen und Ayurvedischen Medizin

In diesem Buch wird ein tiefer Einblick in die Kunst der Pulsdiagnostik gewährt. Zwei bekannte Autoren beschreiben die Pulsdiagnostik aus Sicht zweier unterschiedlicher traditioneller, östlicher Medizinsysteme.

244 Seiten, geb., ISBN 978-3-901618-29-1

Lehrtafel: Wuxing – Die Fünf Wandlungsphasen: Pathologie

Sehr übersichtlich und fachlich ausgezeichnete Lern- und Lehrtafeln für die an der TCM Interessierten. Bestens geeignet für Unterricht und Praxis!

Poster 59,4 x 84 cm, farbig, Versandrolle; ISBN 978-3-901618-02-4

Lehrtafel A4, farbig, ISBN 978-3-901618-26-0

Lehrtafel: Wuxing – Die Fünf Wandlungsphasen: Physiologie

Poster 59,4 x 84 cm, farbig, Versandrolle; ISBN 978-3-901618-03-1

Lehrtafel A4, farbig, ISBN 978-3-901618-27-7

Über den Autor:

Dr. med. univ. Florian Ploberger B. Ac., BA, Wien.
Schwerpunkte: Traditionelle Chinesische Medizin (TCM) und Tibetische Medizin.
Ausbildungen: Medizinstudium und Turnus in Wien, Akupunkturausbildung bei der Österreichischen Gesellschaft für Akupunktur und Aurikulotherapie 1996; dreijährige TCM-Ausbildung bei Claude Diolosa bis 1998; Bachelor in Akupunktur der K.S. Universität in den USA 1999; vier Semester Studium der Sinologie sowie zahlreiche Studienaufenthalte in China (TCM-Universität in Peking, TCM-Universität in Chengdu) sowie Indien (LTWA - Library of Tibetan Works & Archives). Seit 2004 Studium der Tibetologie an der Universität Wien (Bachelor of Arts in Sprachen und Kulturen Südasiens und Tibets 2009).
Lehrtätigkeit und Publikationen in den Themenbereichen TCM (Schwerpunkt: Westliche Kräuter aus Sicht der TCM) und Tibetische Medizin.
Leiter des Wissenschaftlichen Beirates des Bacopa-Bildungszentrum in Oberösterreich sowie Präsident der Österreichischen Ausbildungsgesellschaft für Traditionelle Chinesische Medizin (ÖAGTCM).
2007 wurde er an den Men-Tsee-Khang (Schule für tibetische Medizin und Astrologie unter der Schirmherrschaft des XIV. Dalai Lama in Dharamsala, Nordindien) eingeladen, um dort Vorträge zu halten.
2009 wurde er offiziell von Dr. Dawa, dem damaligen Direktor des Men-Tsee-Khang, in Absprache mit dem „Health Department" der Exilregierung der Tibeter mit der Übersetzung der ersten beiden Teile des bedeutendsten Werkes der tibetischen Medizin (rGyud-bZhi. Deutscher Titel: Vier Tantra der Medizin) beauftragt. Dieser Text dient seit dem 12. Jahrhundert als Grundlagentext in der Ausbildung der tibetischen Mediziner und wird noch heutzutage auswendig gelernt.
Im Sommer-Semester 2010 Lehrtätigkeit am „Institute of South and Central Asia" der Prager St. Charles University.
Semesterweise hält er wöchentlich am Institut für Südasien-, Tibet- und Buddhismuskunde der Universität Wien eine Vorlesung über diverse Themen der Tibetischen Medizin, leitet Meditationen für Studenten der Universität und verbringt jedes Jahr mehrere Monate in Dharamsala.

Mögen alle Wesen glücklich und frei von Leiden sein!